Paula Analia Cánepa

Guía Práctica para el Diagnóstico de Claudicaciones en Equinos

Paula Analia Cánepa

Guía Práctica para el Diagnóstico de Claudicaciones en Equinos

Semiotecnia del Aparato Locomotor

Editorial Académica Española

Imprint
Any brand names and product names mentioned in this book are subject to trademark, brand or patent protection and are trademarks or registered trademarks of their respective holders. The use of brand names, product names, common names, trade names, product descriptions etc. even without a particular marking in this work is in no way to be construed to mean that such names may be regarded as unrestricted in respect of trademark and brand protection legislation and could thus be used by anyone.

Cover image: www.ingimage.com

Publisher:
Editorial Académica Española
is a trademark of
International Book Market Service Ltd., member of OmniScriptum Publishing Group
17 Meldrum Street, Beau Bassin 71504, Mauritius

Printed at: see last page
ISBN: 978-620-2-14263-2

GUIA PRACTICA PARA EL DIAGNOSTICO DE CLAUDICACIONES EN EQUINOS

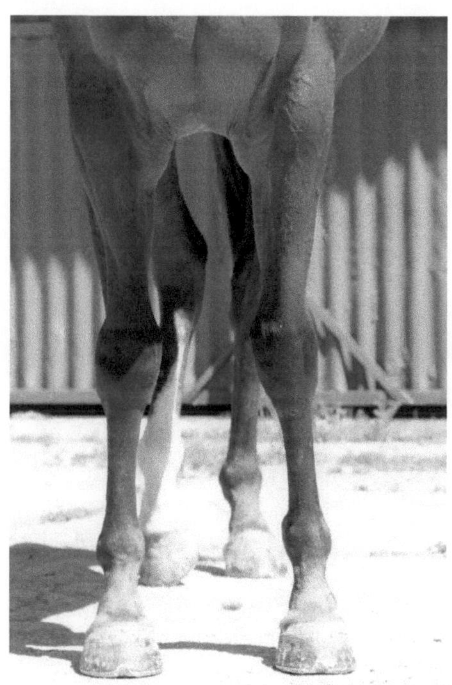

GUIA PRACTICA PARA EL DIAGNOSTICO DE CLAUDICACIONES EN EQUINOS

ÍNDICE

Para Segundo

PROLOGO

Como docente de la carrera de medicina veterinaria, me he propuesto atendiendo a la bibliografía más destacada sobre esta temática, desarrollar estas líneas con la mayor simpleza posible para facilitar la comprensión, estudio y apropiación de dichas concepciones por parte de colegas, estudiantes y del médico veterinario joven que se inicia en el apasionante mundo de la clínica equina, fundamentalmente adentrándose en medicina deportiva.

A lo largo de mi recorrido profesional como médica veterinaria y como entrenadora de caballos deportivos, entiendo necesario profundizar aquellos conocimientos indispensables para que el futuro profesional logre explorar adecuadamente este aparato, conociendo los distintos ámbitos deportivos en los cuales cada raza caballar se desempeña, dotando de herramientas al lector para ejecutar y evaluar estrategias que le permitan arribar al diagnóstico de las distintas situaciones patológicas propias de cada actividad deportiva en general, con asiento en el aparato locomotor en particular.

Paula A. Cánepa

INTRODUCCION

El aparato locomotor está constituido anatómicamente por huesos, articulaciones, músculos, tendones y ligamentos, los cuales durante la locomoción, interactúan de manera armónica entre si y en sincronía con los demás aparatos o sistemas involucrados en el ejercicio, con la finalidad de garantizar la economía animal. Estas estructuras están adaptadas fisiológicamente para disipar las fuerzas de concusión que se generan de manera repetitiva durante la fase de contacto con el suelo, constituyendo los sistemas de amortiguación y de resistencia a las fuerzas propulsoras generadas durante el impulso y locomoción, gracias a su estructura y funcionamiento. Cada componente estructural de este aparato posee una capacidad de resistencia determinada por su composición. Sin embargo, si la capacidad de resistencia de un determinado tejido se ve superada por la demanda, pierde su función y dichas fuerzas de concusión se absorben en aquel punto como fuerzas traumáticas, generando lesión.

La postura anormal, defectos en la marcha y/o deformaciones en alguna región de los miembros, son los principales signos clínicos que se presentan cuando existe una lesión ósea, articular, ligamentosa, tendinosa o muscular, orientando la sospecha clínica hacia una afección del aparato locomotor.

Estos signos pueden manifestarse de manera conjunta, aislada o asociada a signos secundarios e inespecíficos como el bajo rendimiento deportivo y la pérdida de la condición física.

La exploración particular del aparato locomotor, se realiza con el objeto de determinar si existe una alteración, identificar el tipo de estructura afectada y su posible causa.

RESEÑA Y ANAMNESIS

Reseña

La raza del animal, reviste importancia al estar directamente relacionada con la actividad que desempeña, la edad, el manejo y las condiciones de su estabulación.

Esta relación responde en líneas generales, a que cada raza, de acuerdo a la aptitud que la caracterice, se encuentra abocada preferentemente a una disciplina deportiva en particular. Cada tipo de actividad exige para su desarrollo un determinado rango de edad del animal, condiciones específicas de manejo y estabulación, además del desarrollo de una gimnasia estricta, que en la mayoría de los casos, predispone a la aparición de afecciones propias de cada exigencia física.

Por ejemplo, el equino *pura sangre de carreras* en training, es un animal joven (promedio de edad en actividad 2 a 7 años), cuyo entrenamiento se fundamenta en alcanzar un adecuado potencial físico que le permita recorrer una determinada distancia a máxima velocidad, en el menor tiempo posible (ejercicio maximal continuo de corta duración). Dadas las características del ejercicio que realizan, aquellos animales que por diversas causas (déficit de conformación, inmadurez musculo esquelética, sobre entrenamiento, sub entrenamiento, lesiones pre existentes, etcétera), no alcancen dicha condición, pueden desarrollar lesiones ligamentosas, tendinosas o articulares con asiento en el carpo, nudo, palanca lumbosacra o tibio-tarsal (ésta última responsable de generar el movimiento o propulsión).

En contraposición, el *silla argentino* (raza comúnmente utilizada para el salto) en actividad, es un animal adulto (promedio de edad 6 a 13 años), cuyo entrenamiento radica en el desarrollo de ejercicios aeróbicos diversos, orientados a alcanzar un adecuado nivel físico y técnico para completar de manera exitosa diferentes recorridos. Sin embargo, cuando dicha condición no es lograda, pueden afectarse sus miembros anteriores como resultado de fallas en los mecanismos de amortiguación al momento de la recepción del salto[1]. Un ejemplo de ello lo constituyen las osteoartritis traumáticas del nudo por impacto de la pista o el síndrome navicular.

Por otro lado, mientras que en el caballo de raza *polo argentino* en actividad (promedio de edad 5 a 12 años), son comunes los esfuerzos articulares principalmente con asiento en las articulaciones interfalángicas o nudo, como resultado de bruscos cambios de dirección a gran velocidad en pista (ejercicio maximal discontinuo), en *caballos árabes* (raza comúnmente empleada para endurance) que realizan ejercicios aeróbicos de resistencia de mediana (40 o 80 km) a larga duración (120 o 160 km) en forma intensa y esporádica, es común detectar episodios de rabdomiólisis.

Relacionado con la edad del animal, en los potrillos es frecuente detectar problemas conformacionales de tipo congénito o adquirido de los miembros como, deformaciones angulares o flexurales, valgus, varus. En los animales en crecimiento o inmaduros, pueden observarse enfermedades ortopédicas del desarrollo como, fisitis, osteocondritis disecante o sobrecañas, mientras que en los animales adultos, son más comunes las enfermedades degenerativas como artrosis, osificación de cartílagos alares, entre otras.

Anamnesis

La anamnesis debe permitir esclarecer la presencia de factores predisponentes o determinantes para la aparición de una enfermedad, además de orientarse respecto a sus características y posibles causas.

En los animales de deporte, será necesario precisar qué tipo de disciplina realizan y cuál es el grado de entrenamiento que reciben. Este aspecto resulta

---

[1] La recepción constituye la instancia final del salto del caballo. El salto se compone de batida de manos (apoyo, impulso y suspensión), batida de patas (amortiguación e impulso), fase ascendente, vuelo, fase descendente y recepción. Esta última acontece inicialmente sobre una mano, para luego apoyar la otra, uno de los miembros posteriores y finalmente su homólogo.

relevante, ya que los atletas son más propensos al padecimiento de lesiones traumáticas en sus miembros como resultado de la dinámica del movimiento cuando la condición de entrenamiento, tipo de pista empleada, el grado de exigencia o la cantidad de ejercicio realizado, no son los adecuados.

Si el animal ya presenta alguna manifestación morbosa, se deberá indagar sobre:

El origen del problema. Aquí es preciso determinar si existió algún hecho que llame la atención del propietario o cuidador en relación con el inicio de la afección. Por ejemplo, si el animal está en periodo de doma, si fue trasladado recientemente, participó de algún evento deportivo o, prestó servicio como reproductor.

La aparición súbita o progresiva del problema. Esto orientará al clínico a determinar si se corresponde con una afección aguda de origen traumático o crónica de origen ortopédico o degenerativo.

Las características del problema. Las afecciones del aparato locomotor usualmente están acompañadas de claudicación, y frente a esta situación, el propietario o cuidador destaca la observación de una *marcha defectuosa*. Habitualmente se cataloga como una *manquera,* en caso de hacer alusión a los miembros anteriores del animal o bien, una *renguera* en caso de referirse a los miembros posteriores.

De ejecutarse la marcha en forma correcta, el o los miembros que avanzan, realizan una *fase de elevación* que comienza cuando la pinza o lumbre del casco abandona todo contacto con el suelo. Éste es el punto de despegue o *"breakover point"*. Luego los miembros se elevan y avanzan hasta que alguna parte del casco contacta nuevamente el suelo, instancia en que se inicia la *fase de apoyo*[2].

---

[2] El primer contacto del miembro al inicio de la fase de apoyo, se realizará a nivel de los talones ya que las estructuras que disipan el choque están en la parte posterior del pie, para luego ubicar sobre el suelo cuartas partes, hombros y pinza (impacto o apoyo). En las marchas lentas el contacto inicial puede ocurrir de pinza hacia talones.

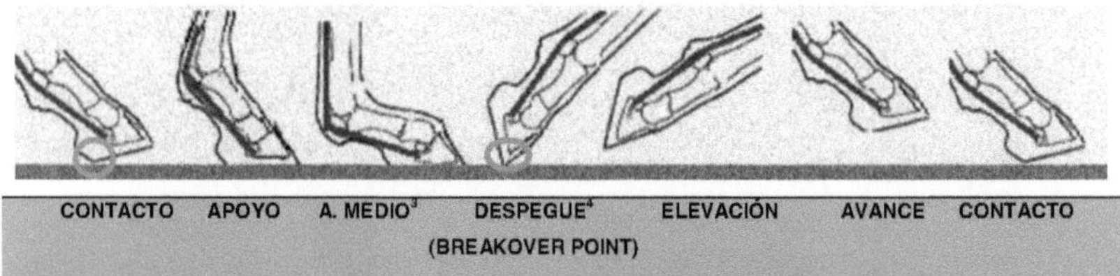

Representación gráfica del ciclo locomotor de un miembro

En condiciones normales, estas fases son exactamente iguales en tiempo y en espacio. Por lo tanto, ante los ojos del espectador, la marcha expresada en cualquiera de sus aires (combinación de los cuatro miembros durante la progresión), resultará armónica.

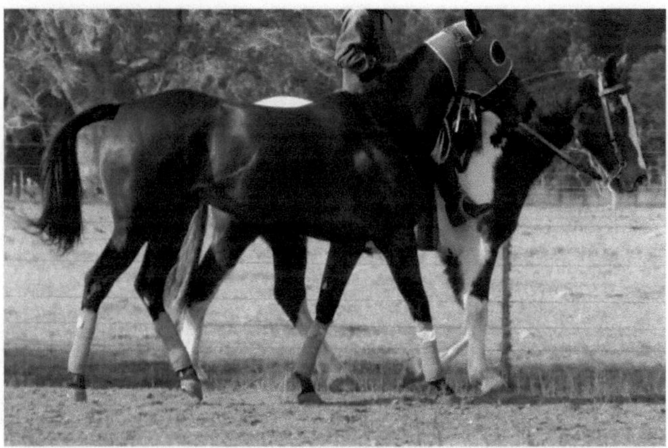

Marcha al paso. Durante el paso, el avance de los miembros se realiza de manera independiente y secuenciada, constituyendo un aire sincrónico de cuatro tiempos de apoyo, permaneciendo en el suelo, dos o tres miembros en forma simultánea. Dependiendo del ritmo y la amplitud de la zancada, el paso será medio, largo o reunido.

---

[3]En la instancia de apoyo medio, el miembro soporta la mayor carga del peso corporal, razón por la cual, la caña se ubica verticalmente al suelo, desciende la articulación del nudo, mientras que la primer y segunda falange se encuentran alineadas. La articulación interfalángica distal se encuentra en flexión.

[4]El despegue constituye el tiempo comprendido entre la elevación de los talones con respecto a la pinza.

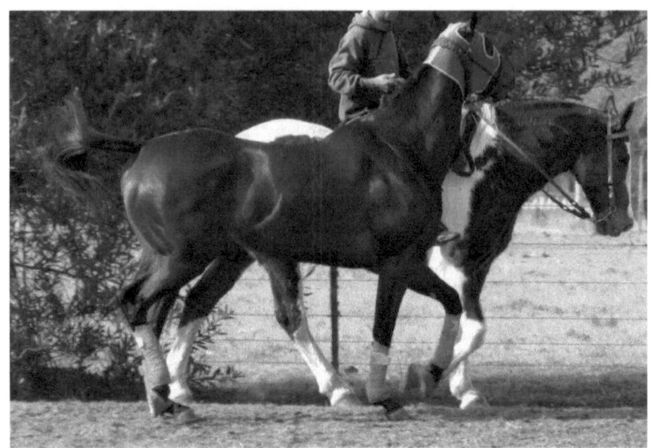

Marcha al trote. La progresión se caracteriza por el movimiento simétrico y saltado en dos tiempos de sus bípedos diagonales (miembro anterior con miembro posterior contralateral en apoyo, mientras que el otro par se encuentra en elevación y avance), seguido por un momento de suspensión (todas las extremidades experimentan en forma simultánea un momento de suspensión). Dependiendo del ritmo y la amplitud de la zancada, el trote será corto o largo.

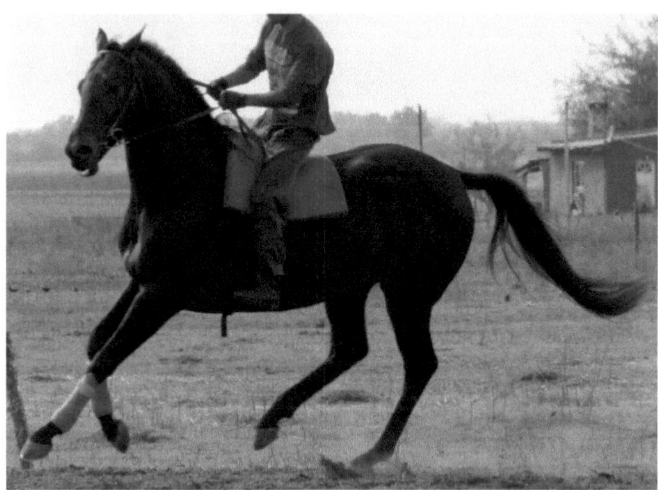

Galope medio o canter a mano derecha. Primer tiempo: el miembro posterior izquierdo contacta el suelo y se inicia el apoyo periplantar

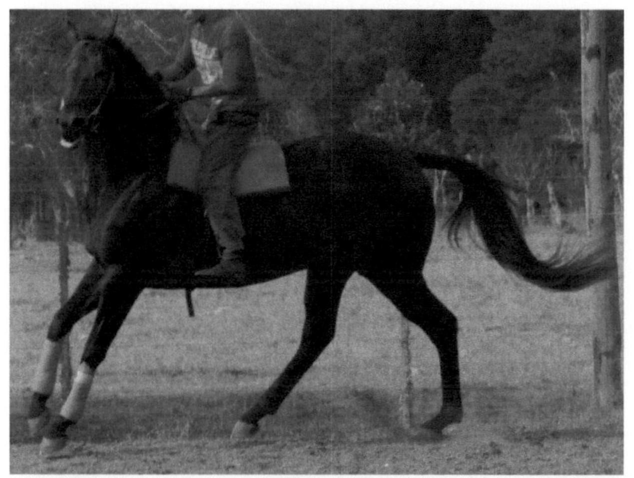

Galope medio o canter a mano derecha. Primer tiempo: el miembro posterior izquierdo en apoyo medio.

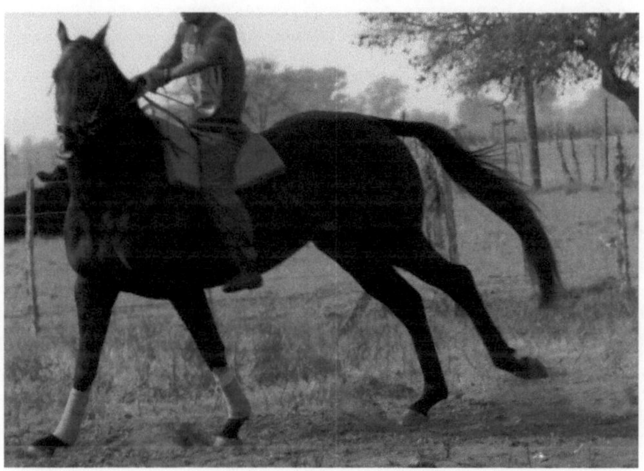

Galope medio o canter a mano derecha. Segundo tiempo: Bípedo diagonal compuesto por el miembro posterior derecho y el miembro anterior izquierdo en apoyo. Tercer tiempo: apoyo del miembro anterior derecho.

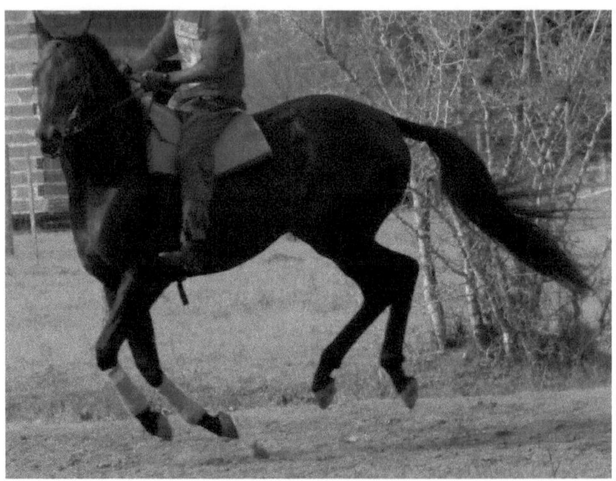

Galope medio o canter a mano derecha. Fase de suspensión.

La progresión de este aire es asimétrica, compuesta por tres tiempos de apoyo (miembro posterior-bípedo diagonal- miembro anterior) seguido por un periodo de suspensión completa. Así durante el trascurso de un galope a mano izquierda, los apoyos serán: miembro posterior derecho – bípedo izquierdo (miembro posterior izquierdo – miembro anterior derecho) – miembro anterior izquierdo – fase de suspensión.

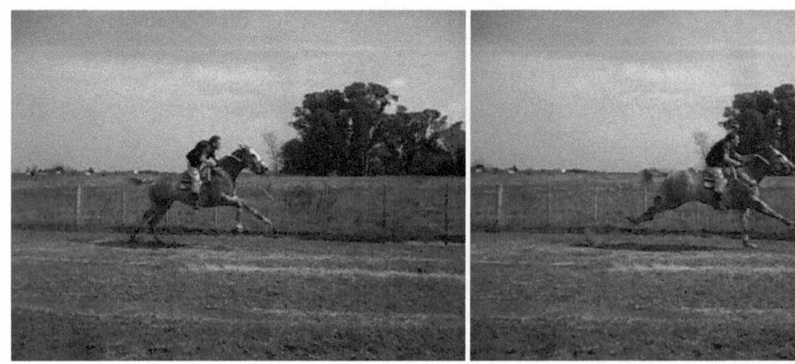

En el galope tendido, de liviano, largo, medio correr y durante la corrida los apoyos se realizan en cuatro tiempos, dado que el apoyo de los miembros que componen el bípedo diagonal no acontece de manera simultánea, sino que se realiza con anterioridad sobre el miembro posterior al miembro anterior. Como se observa en la imagen a la izquierda, el miembro posterior izquierdo se encuentra en el punto de despegue, el miembro posterior derecho se encuentra en apoyo y el miembro anterior izquierdo (bípedo diagonal) aún en avance. En la imagen a la derecha, se observa finalmente el apoyo del miembro anterior izquierdo.

Cuando un animal presenta una claudicación como resultado de la expresión de diversas causas: conformacionales o mecánicas, dolorosas, neurológicas o, simplemente circunstanciales (fatiga, suelos irregulares, etc.), se altera la mecánica locomotriz de uno o más miembros. Dependiendo de su intensidad, puede ser detectada por el espectador debido al *asincronismo existente en tiempo y en espacio de las fases que componen la marcha.* En muchos casos, éste es el motivo de consulta.

¿Cómo manifiesta el animal la claudicación?

Ante una marcha defectuosa, es necesario determinar si la misma se manifiesta de manera continua o intermitente. Si es intermitente, es decir, que aparece o desaparece durante el reposo o el ejercicio, se deberá establecer si *se evidencia más en caliente o en frío.* Esta información permitirá orientar al clínico sobre el tipo de tejido involucrado en la afección. Las claudicaciones que se manifiestan o se exacerban en caliente (durante el transcurso del ejercicio), corresponden a hipoxia de los tejidos blandos, problemas musculares o tendinosos; mientras que las que aparecen o se acentúan en frío (luego de un período de reposo prolongado), generalmente corresponden a problemas osteoarticulares.

También debe indagarse sobre *el tipo de suelo* sobre el cual se observó el trastorno locomotor. Las claudicaciones que se manifiestan o exacerban en suelos blandos, tienden a ser consecuencia de problemas musculares, ligamentosos o tendinosos; mientras que las que lo hacen en suelos firmes o duros, generalmente corresponden a problemas osteoarticulares.

Otras situaciones que deberán ser consideradas son:

Si *el animal se encuentra herrado.* Indagar sobre cuándo fue herrado por última vez, es una información valiosa dado que el herraje incorrecto puede originar la aparición súbita de un proceso doloroso con claudicación.

Si se ha efectuado algún tratamiento del problema con anterioridad y cuáles fueron los resultados obtenidos. Esta información, podrá eventualmente influir de manera activa en la valoración del pronóstico y evolución de la afección.

EXAMEN FÍSICO

EXPLORACIÓN A PARTIR DE LA INSPECCION

Examen general

La condición corporal del caballo debe ser evaluada.

El dolor crónico relacionado con una marcha defectuosa indudablemente conlleva a la pérdida de peso, por falta de apetito, disminución de la deambulación en busca de alimento o por dolor intenso durante la estación y marcha lo que conlleva a que el animal pase mucho tiempo en decúbito. Las úlceras por presión son un indicativo de ésta última condición.

Análisis del equilibrio estático

Un componente esencial en la evaluación estática del animal, lo constituye el aspecto general de los miembros, en términos de *conformación y aplomo*, sumado a la *actitud postural* adoptada por el animal durante la estación.

Conformación y aplomo de los miembros

La *conformación de un miembro* implica la evaluación de la longitud de los ejes óseos y su angulación, como por ejemplo, largo o corto de cuartilla, mayor o menor angulación de cuartilla, tarsos, nudos, etc.

El *aplomo,* hace alusión a la dirección que sigue el eje de cada miembro en relación a dos puntos, uno superior y otro inferior. El punto superior o centro de suspensión, es un punto anatómico de referencia, que variará según se trate del miembro anterior o posterior y de la posición que adopte el clínico respecto del animal para su valoración. El punto inferior o centro de apoyo, corresponde a la línea del suelo. La unión resultante de dichos puntos se conoce como *líneas de aplomo.*

El examen de las líneas de aplomo se realiza por visualización directa del animal en *estación forzada*. Los cuatro miembros deben estar apoyados en perfecta perpendicularidad al suelo, sin que ninguno de ellos se encuentre adelantado o atrasado con respecto a su homólogo y a igual distancia del plano medio, sobre una superficie firme, uniforme y nivelada, elevando ligeramente la cabeza del animal.

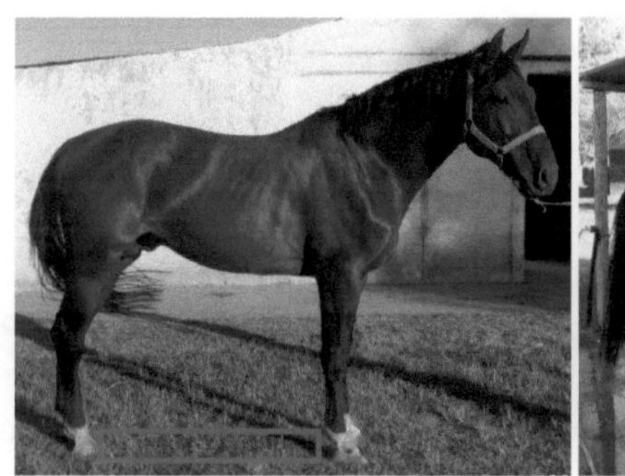

Estación Forzada

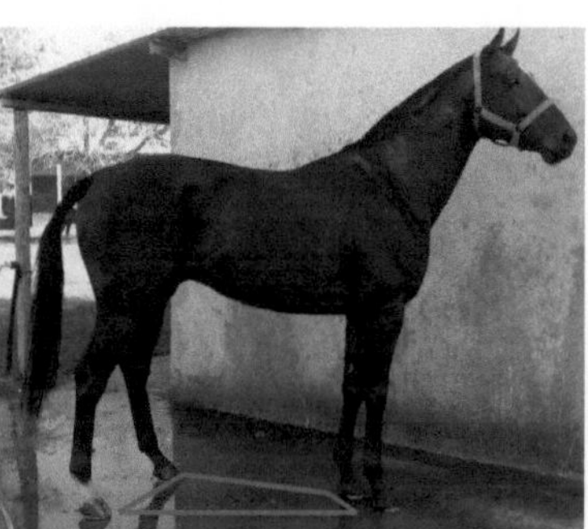

Estación Libre

Examen de los aplomos del miembro anterior

Una vez posicionado el animal en la estación descripta, el clínico realizará la inspección de la superficie dorsal de cada miembro, ubicándose a una distancia prudencial del mismo[5]. Se evalúa la verticalidad de sus ejes óseos en toda su extensión, tomando como punto de referencia el trazado de una línea recta imaginaria que parte del centro de la articulación escapulo humeral al suelo. En una conformación ideal, dónde la longitud ósea y angulación de las diversas

---

[5]En líneas generales, la inspección deberá realizarse a no menos de tres metros de distancia

regiones del miembro es la apropiada, la línea que cae perpendicularmente al suelo, dividirá al mismo en dos partes iguales.

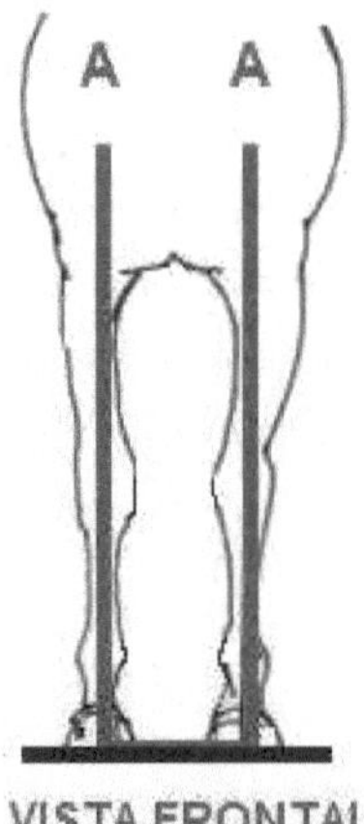

Vista Frontal. Línea A, trazada del centro de la articulación escapulo humeral al suelo

La pérdida de verticalidad detectada a partir de alguna región del miembro con respecto a la línea de aplomo, es visualizada como una desviación, la cual podrá presentar una orientación posterior, anterior, lateral o medial. Si la desviación asienta en la región del carpo, éste podrá adoptar una orientación posterior respecto del miembro *"trascorvo"*, anterior *"corvo"*, lateral *"hueco de rodillas o combado"* o medial "cerrado de *rodillas* o *boyuno*". Las pinzas deben estar orientadas hacia adelante. Si esto no ocurre, es posible detectar desviaciones de la región del pie[6], hacia medial *"estevado"* o lateral *"izquierdo"*.

La inspección comparativa de la dirección de ambos miembros, brindará información acerca de la presencia de desviaciones laterales o mediales que

---

[6]La Podología, especialidad que estudia las características anatomofisiológicas, biomecánicas y patológicas de la región del pie, delimita su extensión a la porción del dedo ubicada distalmente a la articulación interfalángica proximal, incluyendo el casco y demás estructuras contenidas dentro de dicho estuche córneo.

involucren la totalidad del miembro y no se confinen específicamente a una región del mismo[7].

Dicha evaluación se realiza tomando como punto de referencia a la distancia entre articulaciones homólogas. Esta distancia, en una conformación ideal, debe mantenerse inalterada a lo largo de toda la extensión de los miembros.

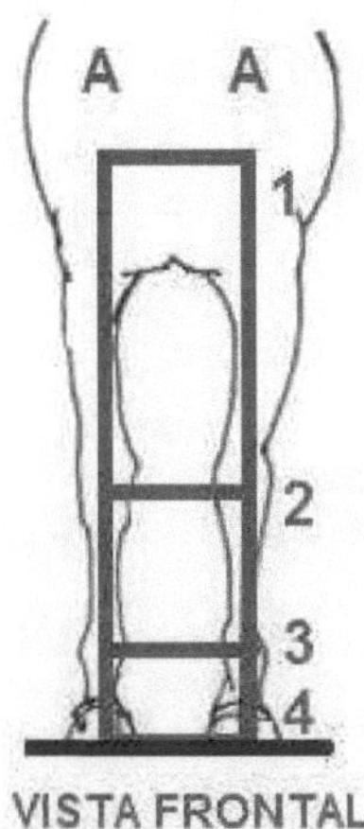

La detección de la pérdida de paralelismo entre ambos miembros, se realiza a partir de la observación de una distancia entre cada pie menor que la existente entre los encuentros, "*cerrado de adelante*", o mayor, "*abierto de adelante*".

La inspección del aplomo debe continuarse de lateral a cada miembro anterior, trazando una línea recta imaginaria que parta de la tuberosidad de la espina de la escápula al suelo.

---

[7] Existen condiciones adaptativas dónde a consecuencia de enfermedad crónica en una región del miembro, se produce un desvío del eje del mismo con el fin de adaptarse a la nueva situación que repercute de modo directo en su estática y dinámica. Un ejemplo de ello lo constituyen las osteoartritis del carpo, en dónde el eje proximal del miembro se muestra con una curvatura hacia lateral y el eje distal del miembro (región del pie) se presenta con una curva compensatoria hacia medial, a los fines de equilibrar los defectos estáticos y dinámicos del miembro problema. En condiciones de salud, la presencia de estas curvas adaptativas y compensatorias, son descriptas por el autor D.M.V. Bossi, V. en sus publicaciones, como condiciones fisiológicas y heredables basadas en la adaptación del miembro con la finalidad de desempeñar eficientemente una actividad. Razón por la cual, en caso de no alejarse en demasía de la vertical no constituirían un defecto de aplomo.

Esta línea en condiciones ideales, dividirá al miembro en dos partes iguales hasta el nudo, para luego caer al suelo inmediatamente por detrás de los talones, mientras que la línea trazada de la articulación escapulo humeral al suelo, vista desde lateral, deberá caer a 10 cm por delante de la pinza.

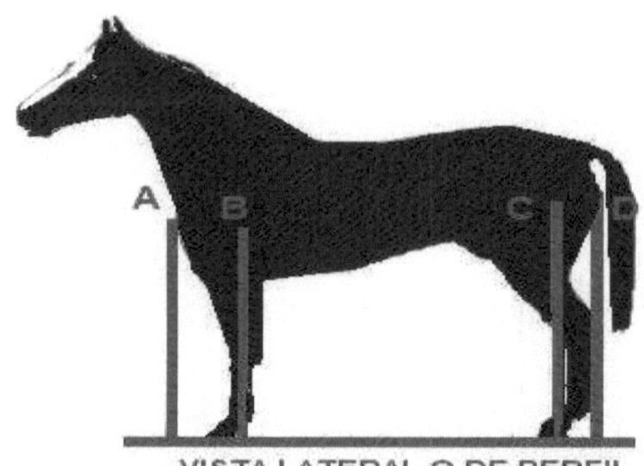

Cuando esta verticalidad se altera antero-posteriormente, se observa que el miembro por debajo de la articulación escapulo-humeral, se posiciona por detrás de la línea de aplomo *remetido de adelante* o bien, por delante de la misma *plantado de adelante*.

Examen de los aplomos del miembro posterior

La inspección del aplomo de los miembros posteriores, se realiza ubicándose el clínico por detrás del animal a una distancia prudencial y trazando una línea recta imaginaria que parte de la tuberosidad isquiática para caer al suelo.

En una conformación ideal, esta línea de aplomo divide al mismo en dos partes iguales, no existiendo desviaciones de la vertical.

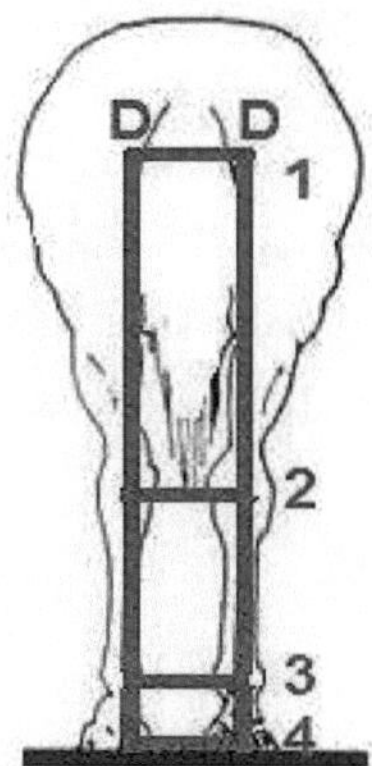

VISTA POSTERIOR

D LINEA TRAZADA DEL CENTRO DE LA TUBEROSIDAD IZQUIATICA AL SUELO

De modo contrario, pueden detectarse desviaciones de la región del tarso hacia medial *"cerrado de garrón"*, lateral *"hueco de garrón",* o a nivel de la región del pie *"izquierdo"* o *"estevado"*[8].

La inspección comparativa de los miembros posteriores, permitirá identificar la presencia de desviaciones mediales, dónde la distancia entre cada pie se muestra menor que la existente entre los muslos *"cerrado de atrás"* o laterales, en las cuales la distancia es mayor *"abierto de atrás"*.

En una vista lateral al animal, se traza una línea recta imaginaria que parte de la tuberosidad isquiática al suelo. En condiciones ideales, esta línea toca la cara plantar del tarso, metatarso y nudo, cayendo al suelo a 7 o 10 cm por detrás de los talones. En caso contrario, es posible evidenciar desviaciones del miembro como *"remetido de atrás"* o bien, *"plantado de atrás"*.

El examen de los aplomos finaliza con la observación de los miembros en movimiento (inspección dinámica o de la marcha), obteniendo de este modo, *una visión funcional* de su eficiencia biomecánica.

---

[8] Existen asociaciones o compensaciones que se presentan con frecuencia como ser en el aplomo de los miembros cerrado de adelante o cerrado de atrás y pie izquierdo, así como en el aplomo abierto de atrás o abierto de adelante y pie estevado.

Una vez culminada la exploración, se considerará que el aplomo de un miembro es el correcto cuando la dirección del mismo es la adecuada (con o sin desviaciones) para permitir desarrollar de manera eficiente su función mecánica.

En cambio, se considerará que un aplomo es incorrecto, cuando por el resultado de direcciones anormales de los miembros, se han alterado las condiciones de sostén e impulso, pudiéndose lesionar el mismo, según la gravedad del defecto y la intensidad de la actividad física realizada.

Actitud postural

Durante la estación, la mayor parte del peso corporal del equino es soportado por los tendones, ligamentos y fascias del aparato estático pasivo de los miembros anteriores y posteriores.

Los miembros anteriores, quedan ubicados más próximos al centro de gravedad y por ende, sostienen en mayor medida el peso corporal, mientras que los posteriores al resultar más distantes, soportan sólo un 40% de dicho peso.

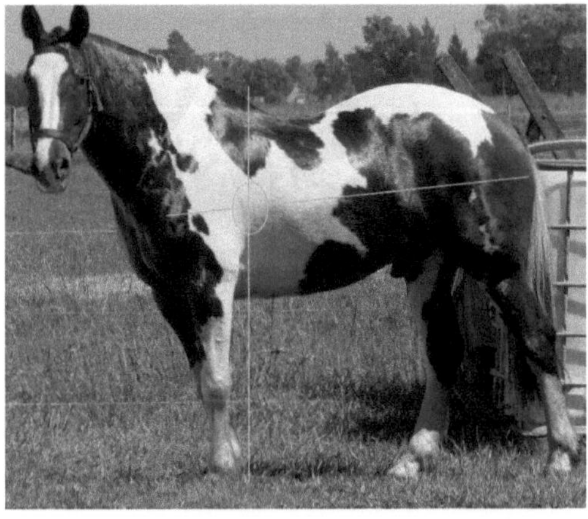

El centro de gravedad del equino se ubica trazando una línea imaginaria vertical que corta transversalmente el eje del cuerpo detrás de la quinta / sexta costilla y una horizontal que parte del cuello de la escápula a la tuberosidad isquiática.

Sin embargo, cuando existen afecciones o fallas conformacionales de los miembros, el animal durante la estación se verá forzado a desplazar su centro de gravedad adoptando diversas posturas. Estas últimas, están destinadas a aliviar las presiones y tensiones que recaen sobre determinada parte del o los miembros, en caso de existir dolor *(postura antiálgica)* o frente a la presencia de determinados impedimentos mecánicos al libre movimiento articular (*postura adaptativa*).

A diferencia de la *estación forzada* necesaria para evaluar correctamente los aplomos de un animal, la actitud postural debe inspeccionarse con el animal en *estación libre o descanso*, es decir, permitiendo que adopte una posición que le resulte cómoda, por ejemplo: con alguno de sus miembros libre de apoyo, en semiflexión, o ubicado de forma asimétrica con respecto a su homólogo.

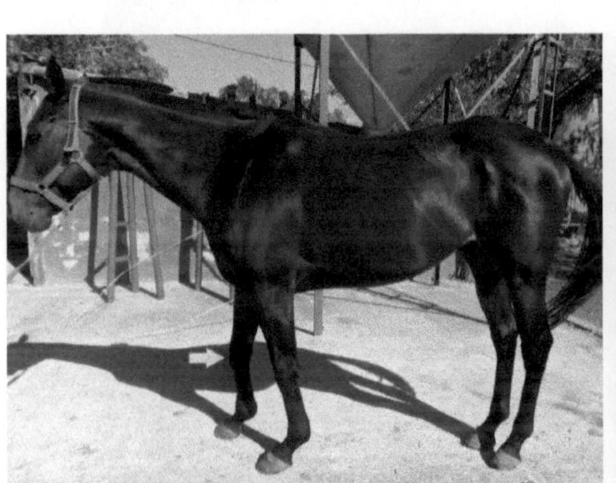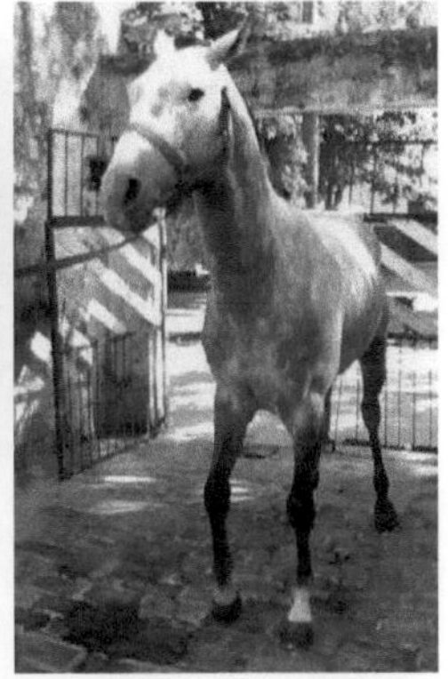

A la izquierda se observa el apoyo del miembro anterior derecho abducido y con el carpo en semiflexión, característico de afecciones tendinosas altas o carpianas. A la derecha, se visualiza el apoyo de miembro anterior derecho en pinza por lesiones en el pie "caballo que puntea o escribe.

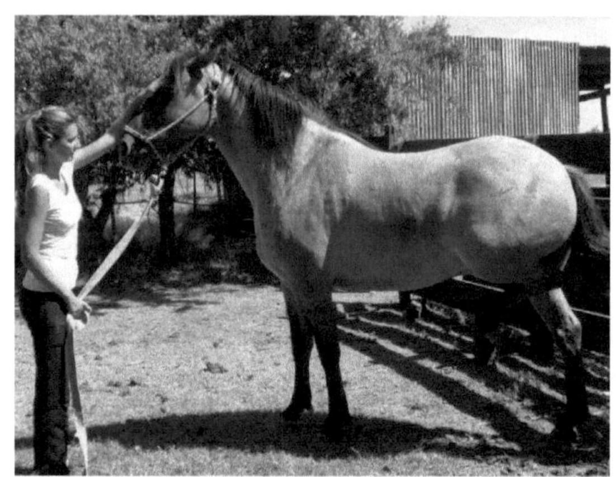

Miembro posterior izquierdo en elevación "pata a lo tero", en afecciones de la articulación femoro tibio rotuliana

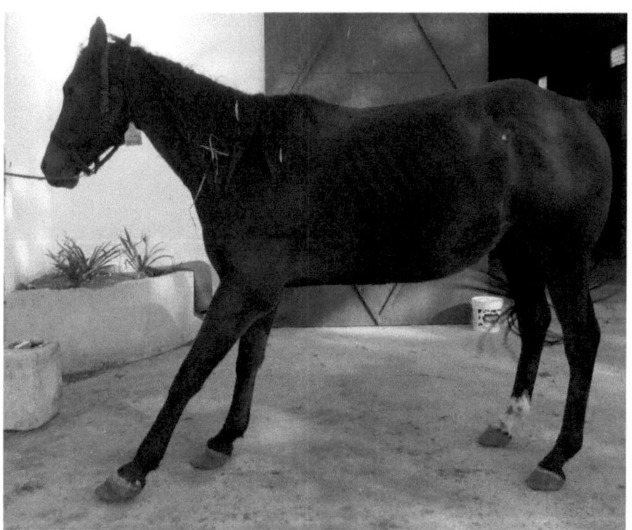

Postura antiálgica típica de la laminitis o infosura

Luego, el clínico empujará al animal colocando su mano a la altura de la paleta o anca, según se trate de miembros anteriores o posteriores, con el fin de desestabilizarlo y observar si retoma dicha postura, manifestando lo que se conoce como *patrón postural*.

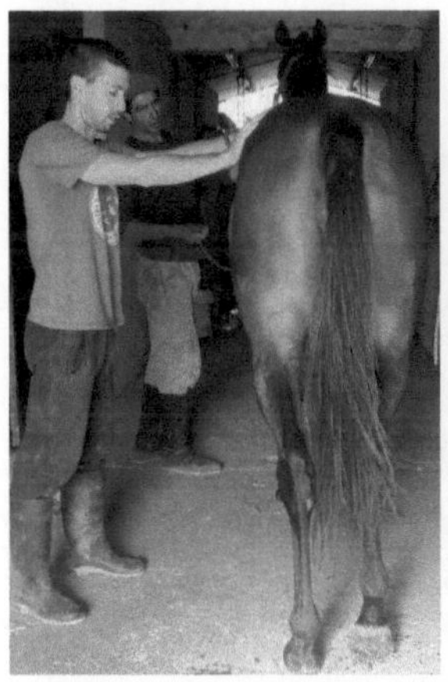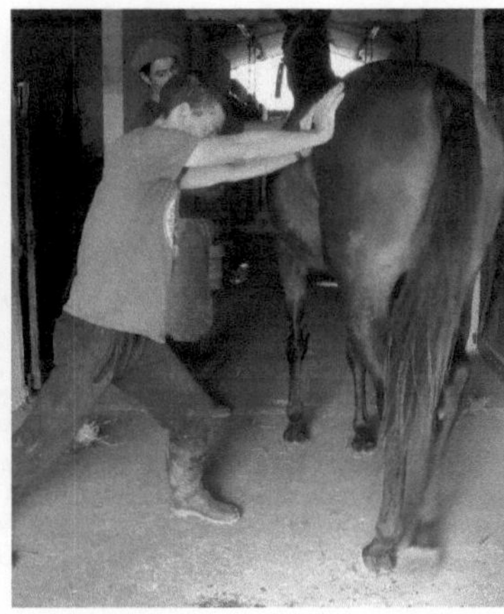

Maniobra de empuje. Tiene por objeto determinar si la posición adoptada por el animal que ha colocado su miembro posterior derecho en semiflexión es de descanso o es una postura antiálgica, adoptada con el fin de aliviar el tarso en casos de osteoartritis.

Esta redistribución del peso corporal observable durante la estación, orientará al clínico a identificar el posible asiento del problema, ya que las posturas anormales correspondientes a una afección locomotriz, suelen responder a un mismo y único patrón postural, mientras que las originadas por trastornos neurológicos pueden ser muy variables y no respetar un único patrón.

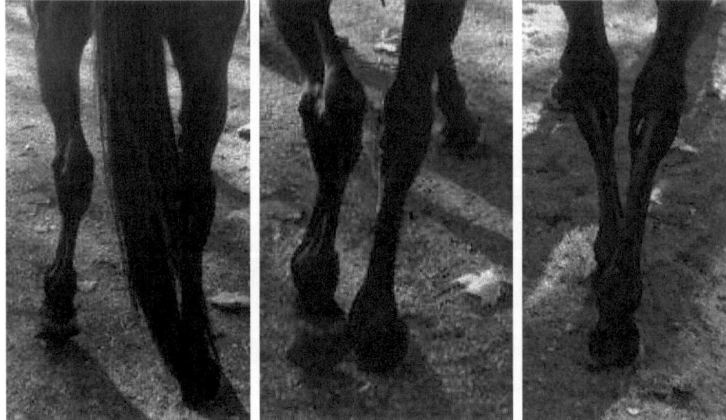

Diversas posturas de los miembros posteriores adoptadas por un mismo animal durante la estación libre en un cuadro de déficit propioceptivo. A la izquierda, el animal tiende a pisar con el miembro posterior izquierdo ligeramente abducido o (en el centro) aducido, o bien, (a la derecha) cruzando sus miembros posteriores, incluso apoyando los talones del casco izquierdo sobre la pinza o lumbre del derecho.

La adopción de diversas posturas durante la estación y la presunta sospecha de déficit propioceptivo, requiere de su exploración cruzando las extremidades anteriores del animal, con el fin de determinar el grado de conciencia que posee el mismo sobre la posición de sus miembros con respecto al plano de sustentación o de apoyo.

En condiciones de salud, se espera que corrija esta posición en pocos segundos, con el objeto de aumentar el plano de sustentación, mientras que frente a un animal con déficit neurológico propioceptivo, al carecer de información sobre la ubicación de sus extremidades, permanece en dicha posición un lapso de tiempo más prolongado.

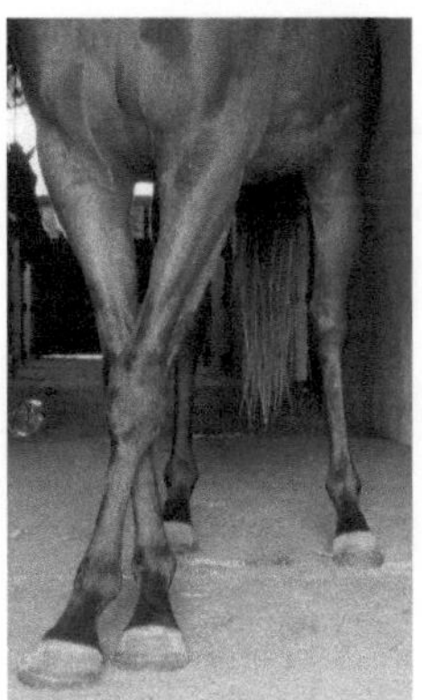

Nótese la permanencia del cruce de los miembros anteriores por déficit propioceptivo, luego de finalizada la maniobra.

Otras maniobras que pueden realizarse con esta finalidad son: la maniobra de empuje y el Test de oscilación o Tail Test.

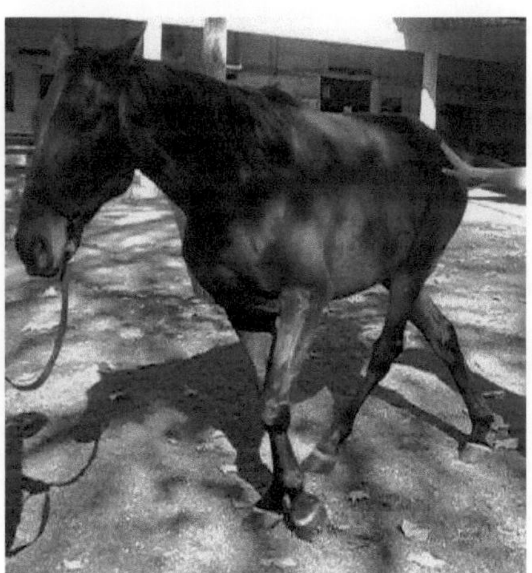

Maniobra de empuje. El animal con déficit propioceptivo se deja llevar por la maniobra cruzando sus miembros posteriores.

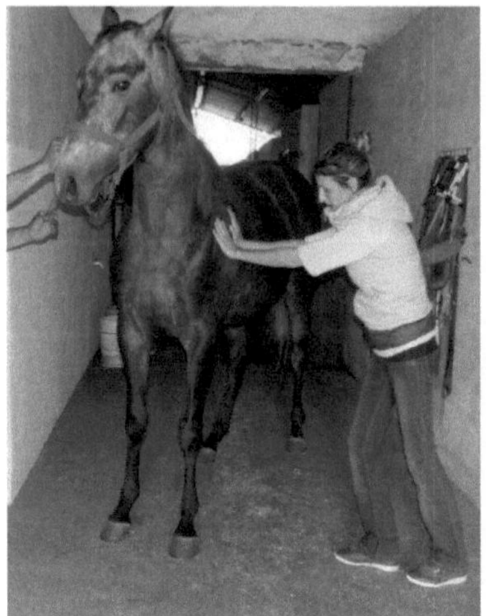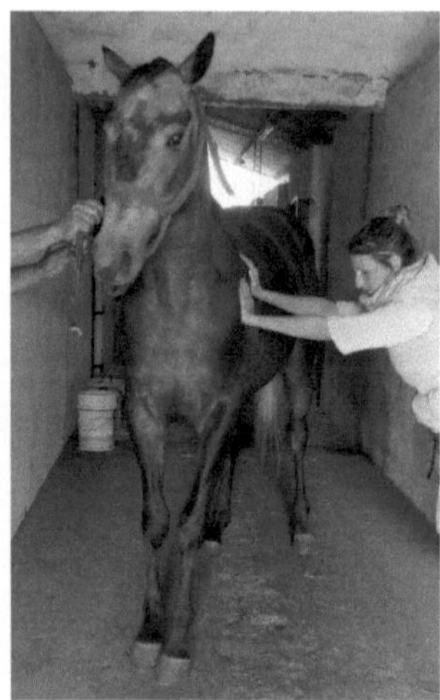

Maniobra de empuje con el animal en estación para evidenciar el grado de equilibrio y resistencia de los miembros anteriores. El animal con déficit propioceptivo se deja llevar por la maniobra cruzando sus miembros anteriores.

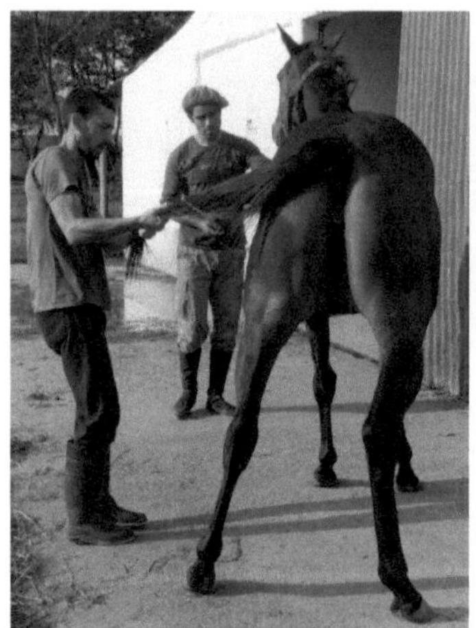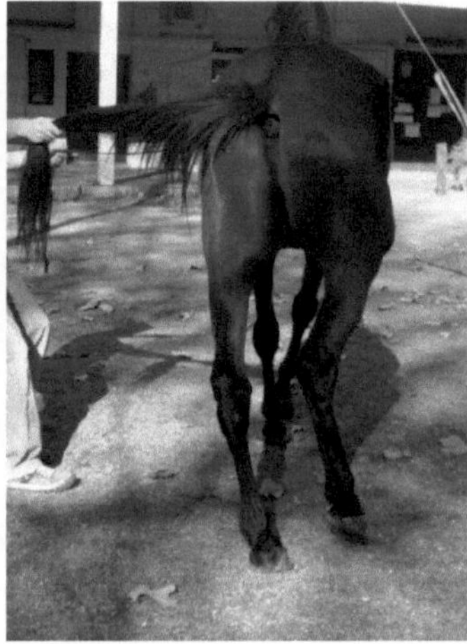

Tail test o Test de oscilación. Se tracciona de la cola con el animal en estación para evidenciar el grado de equilibrio y resistencia de los miembros posteriores. Nótese como el animal sin déficit propioceptivo se opone a la maniobra aumentando su plano de sustentación (foto izquierda) y un animal con déficit propioceptivo se deja llevar por la maniobra cruzando sus miembros anteriores y posteriores (foto derecha).

Análisis del equilibrio dinámico (INSPECCIÓN DINÁMICA)

El análisis del equilibrio dinámico, constituye una evaluación de la integridad funcional del aparato locomotor, basada en la observación del animal en movimiento.

Este examen deberá permitir identificar:

- Si existe alguna anomalía o alteración en la marcha.

- Cuál es el / los miembro /s afectados.

- Cuál es la fase de la marcha afectada (apoyo, elevación o ambas).

- Orientar la sospecha sobre el tipo de tejido involucrado.

- Cuál es el grado de compromiso biomecánico evidenciado.

- Si existen interferencias en la marcha.

Éste análisis requiere de la ayuda de un operador que sujete y conduzca al animal del cabestro a cierta distancia del bozal o embocadura, con el fin de permitir que el animal deambule libremente, dirigiéndolo en el aire de la marcha que se le solicite y en la dirección que se crea necesaria.

Se deberá escoger una zona cerrada, segura, aislada del tránsito de otros caballos y libre de distracciones para el animal.

El clínico desde una distancia prudencial, observará su marcha desde el frente, ambos perfiles y desde atrás; sobre superficies blandas y duras, ya que los diferentes tejidos involucrados en el origen de la claudicación, resultarán evidentes en diferentes condiciones.

Inicialmente se inspecciona la marcha al paso y en línea recta. Ligeras desviaciones en la ubicación del pie durante su contacto con el suelo, la posición descendida del nudo en el apoyo medio, la dirección del vuelo del miembro en la elevación y avance, o la presencia de cualquier signo de incoordinación que indique un problema de origen neurológico, se evidencian mejor cuando el movimiento del miembro es más lento.

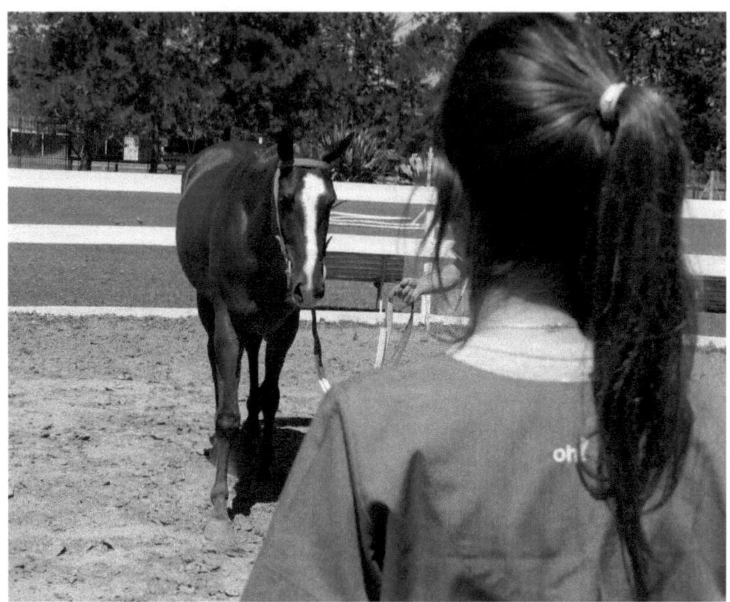

Inspección dinámica. Visualización de la marcha al paso, en línea recta sobre suelo blando.

Luego, se inspecciona la marcha al trote. Durante el transcurso de este aire, los bípedos diagonales tendrán que cargar más peso y como consecuencia, se revelará más fácilmente la presencia de asincronismo en la marcha.

La inspección se realizará en línea recta, sobre suelo duro y blando.

Para acentuar aquellas claudicaciones no evidenciables en línea recta, se evalúa el animal a la cuerda en pequeños círculos, girando en sentido horario y anti horario, sobre suelo duro y blando.

De este modo, se someterá a mayor carga de peso corporal sobre la columna osteoarticular del bípedo que trabaje en el interior del círculo y a mayor tensión a las estructuras blandas de la extremidad que lo haga en el exterior del mismo. En líneas generales, las afecciones con asiento en la región del pie se intensifican durante el ejercicio de marchas concéntricas. En el caso de la escarza a la altura del talón medial, se intensificará el grado de claudicación tras el ejercicio de marchas excéntricas, como consecuencia de la redistribución del peso corporal hacia medial.

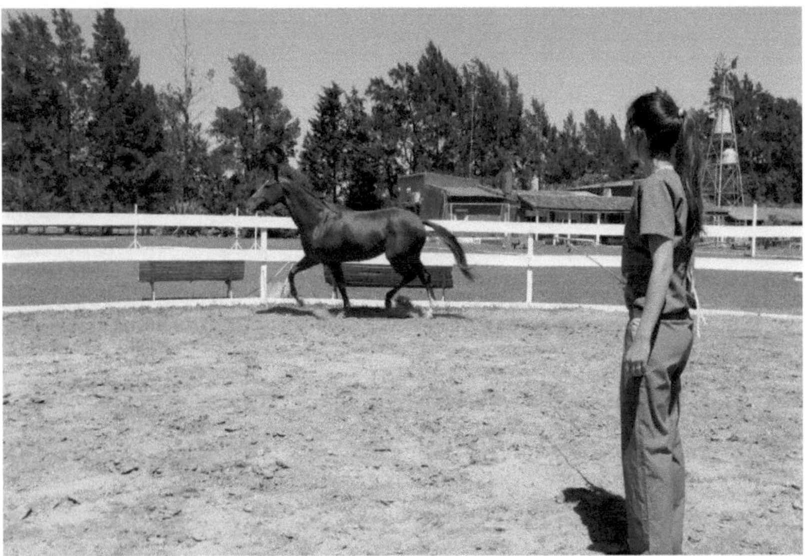

Inspección dinámica. Visualización de la marcha al trote, en círculos (sentido anti horario) sobre suelo blando.

Los asincronismos de la marcha que sólo acontecen durante determinados aires, como por ejemplo la carrera, sólo serán detectados si se somete al animal a ejercicio intenso.

¿Cómo identificar una claudicación de apoyo?

En aquellas claudicaciones en donde la alteración de la marcha ocurre durante la fase de apoyo de alguno de los miembros anteriores como resultado de la incapacidad de recibir el peso del cuerpo sobre alguna de sus regiones, el animal tiende a acortar en tiempo y en espacio el apoyo de dicho miembro. Realiza una pisada más débil y permanece más tiempo en suspensión, con el objeto de distribuir el peso del miembro enfermo hacia el lateral sano y miembros posteriores.

Esta distribución del peso la realiza elevando la cabeza y el cuello durante el apoyo del miembro enfermo y descendiéndolos durante la elevación y avance del mismo, a la vez que acontece el apoyo del miembro lateral sano.

Esta posición alta de cabeza y cuello durante el apoyo del miembro enfermo puede ser detectada por el clínico ubicado de frente al animal, identificando cuál es el miembro claudicante.

Cuando la claudicación transcurre durante el apoyo de alguno de los miembros posteriores, la región glútea del lado del miembro afectado subirá y bajará más que la del lado sano, siguiendo el mismo fundamento.

Para detectar esta alteración en el movimiento de la región glútea durante el apoyo del miembro enfermo, el clínico debe posicionarse por detrás del animal.

Las claudicaciones de apoyo suelen tener su origen en ligamentos colaterales, ligamentos o estructuras blandas que intervienen activamente en el sostén del miembro y fase de apoyo, nervios motores, estructuras osteoarticulares o en el pie, de modo que el examen físico posterior se orientará a valorar principalmente dichas estructuras.

¿Cómo identificar una claudicación de elevación?

Las claudicaciones de elevación son detectadas por el clínico observando al animal desde lateral. Se manifiestan por un acortamiento en tiempo y en espacio de la fase de elevación del miembro afectado dando la imagen de una marcha reducida. El arco del vuelo que realiza el pie durante la elevación y avance es bajo e incluso puede arrastrar la pinza, por reducción evidente de la flexión o extensión del miembro durante el movimiento. Este tipo de claudicación, suele tener su origen en la cápsula articular, músculos y tendones que intervienen activamente en la fase de elevación, suspensión y extensión del miembro durante la fase de elevación.

¿Cómo identificar una claudicación mixta?

Ocurre tanto durante la fase de apoyo como de elevación del miembro enfermo. Tiene su origen en la combinación de las estructuras mencionadas en los tipos anteriores. Este tipo de claudicación, suele ser fácilmente detectada observando al animal desde una posición lateral.

¿Cómo estimar el grado de claudicación o de compromiso biomecánico detectado a través de la inspección de la marcha?

El grado de compromiso biomecánico detectado durante una claudicación es variable. Puede observarse como una reducción sutil en tiempo y en espacio de alguna de las fases de la marcha, o la condición puede ser tan grave que el animal no apoye en el suelo la extremidad afectada.

Ante tales variaciones posibles, la autora sugiere el sistema de clasificación de cinco grados aportado por la *American Association of Equine Practitioners - conventions 2005.*

GRADO DE CLAUDICACIÓN	CARACTERÍSTICAS
0	Sin claudicación.
1	Claudicación poco detectable a la inspección dinámica. Es observada por el jinete. Este grado de afección es probable que ocurra cuando el propietario o entrenador manifiesta una baja en la performance deportiva del animal.
2	No evidenciable en línea recta, sólo en círculos.
3	Se visualiza indistintamente en línea recta y en círculos (dónde incluso se exacerba).
4	Evidente manifestación biomecánica. Observable incluso al paso.
5	Impotencia funcional.

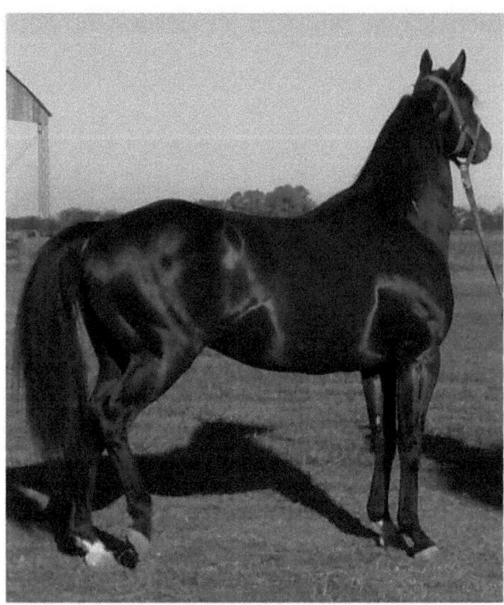

Claudicación de 5° grado del miembro posteríor derecho

¿Asincronismo musculo esquelético o incoordinación por déficit neurológico?

La inspección dinámica o de la marcha debe permitir identificar si la claudicación obedece a causas mecánicas / dolorosas o bien a desequilibrios neurológicos.

El asincronismo en tiempo y en espacio existente entre las fases de la marcha de uno o más miembros por causas mecánicas o dolorosas, en su mayoría tiende a ser observado de forma regular durante la inspección dinámica de cada ciclo locomotor que realice el miembro problema. Este tipo de arritmia de la translación puede ser descripto como un defecto *regularmente irregular* de la marcha de un animal.

En contraposición, la alteración observada en la marcha por causas neurológicas, tiende a presentarse de forma *irregularmente irregular*, es decir, que el movimiento anormal evidente en un ciclo locomotor de un miembro no necesariamente tendrá las mismas características en el siguiente.

La elección de la marcha para el estudio del asincronismo también es importante. El paso, la estación y las transiciones (cambio de un aire a otro), son de elección para identificar aquellas claudicaciones que obedecen a causas neurológicas, ya que su ejercicio requiere de mayor coordinación y es por ello, que su alteración no se aprecia con la misma intensidad al trote.

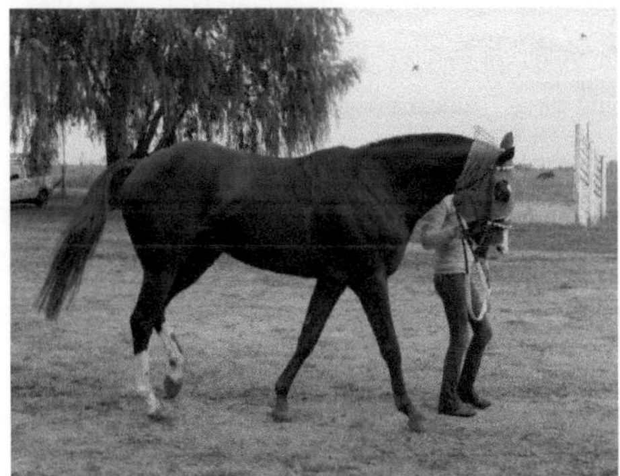

Examen de la marcha al paso en línea recta

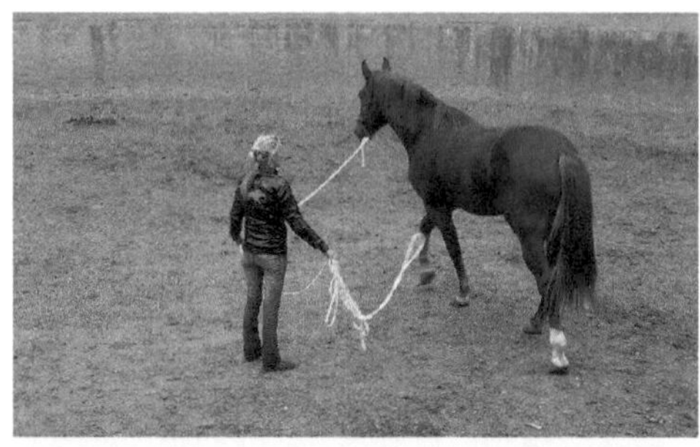

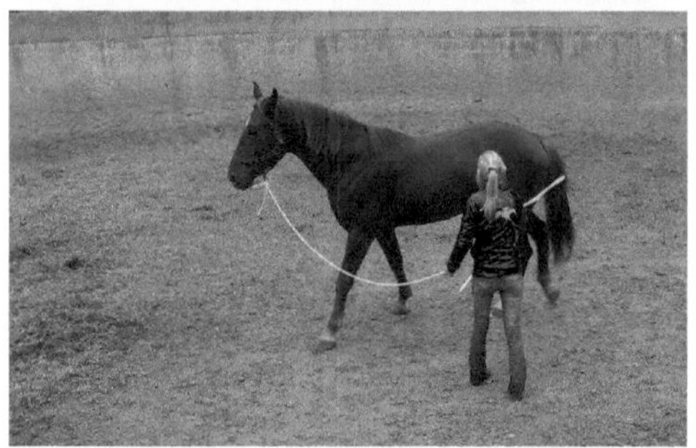

Examen de la marcha en pequeños círculos

Ejercitar el animal al trote en pequeños círculos facilita la observación o exacerbación de claudicaciones dolorosas o mecánicas de segundo y tercer grado respectivamente, mientras que en aquellas claudicaciones de origen neurológico, el desarrollo de esta actividad, aumenta el grado de incoordinación, principalmente en los giros, pudiendo el animal tropezar o incluso caer.

El arrastre de pinzas de los cascos contra el suelo de ambos extremidades posteriores es indicativo de ataxia asociada a hipometría y debilidad muscular, mientras que su observación en una sola extremidad, puede ser signo de claudicación dolorosa con asiento en alguna de las estructuras que intervienen activamente en la fase de elevación del mismo.

La hipermetría de una o ambas extremidades posteriores (Arpeo) resultante de alteraciones degenerativas de los nervios periféricos, peroneos de origen tóxico, traumático o idiopático, dará lugar a una marcha caracterizada por hiperextensión de sus miembros y flexión tarsal exagerada. En el caso del Shiver, se puede observar la presencia del reflejo extensor cruzado durante la marcha, posiblemente por una lesión a nivel de placa neuro muscular, donde se observa la flexión de un miembro posterior junto con el temblequeo y rigidez del miembro contra lateral puesto firmemente en apoyo.

La deambulación en planos inclinados, también permite evaluar la coordinación.

Esta prueba puede ser realizada en Treadmill, ya que esta permite dotar a la superficie de apoyo dónde se desliza la cinta rodante cierto grado de inclinación que será necesario para el desarrollo de esta prueba.

Los animales con claudicaciones de tipo doloroso o mecánico, ante la marcha ascendente, desplazan su centro de gravedad y peso corporal hacia caudal, exacerbando aquella claudicación de apoyo en miembro posterior. Los animales que presenten claudicaciones de tipo neurológico, al desplazarse sobre un plano inclinado, se exacerba su grado de incoordinación y falta de equilibrio principalmente en miembro posterior. También se exacerbará la ataxia de origen vestibular al bloquear la visión del animal durante su deambulación.

Durante la evaluación de la marcha, también es posible realizar maniobras exploratorias con el objeto de evaluar la integridad del equilibrio dinámico del animal como resultado de la sincronía entre ambos sistemas.

El test de oscilación o Tail Test puede realizarse con el animal en movimiento.

El clínico tracciona de la cola cuando el miembro posterior del mismo lado permanece en apoyo. El objeto de esta maniobra es vencer la resistencia del miembro en apoyo durante la locomoción.

Si la resistencia de los miembros está disminuida, cuando el clínico ejerza una fuerza de tracción, el animal tiende a ser inclinado tras la pérdida de su equilibrio, mientras que un animal equilibrado se resistirá a la maniobra cargando su peso sobre dicho miembro en apoyo.

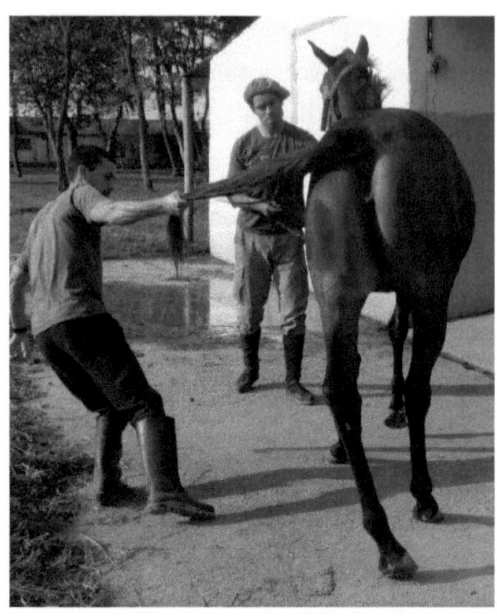

Para determinar el grado de resistencia en los miembros posteriores durante la marcha, se debe tirar de la cola mientras el animal camina, cuando el miembro del lado del clínico está en apoyo.

¿Es una claudicación compensatoria o hay más de un miembro lesionado?

La claudicación compensatoria es una alteración o cambio en la mecánica locomotriz de un miembro sin lesión aparente, homólogo, o incluso bípedo diagonal, a un miembro afectado de manera crónica y claudicante, ya sea por dolor o causas mecánicas. Esta condición adaptativa acontece como resultado del esfuerzo que realiza el animal por cambiar el centro de gravedad durante la estación y marcha, tratando de redistribuir el peso del cuerpo y las fuerzas generadas a fin de compensar el déficit locomotriz del miembro problema. Olhagaray lo define como *"juego anormal o de acomodación"*[9].

Con el paso del tiempo, el exceso de peso que debe soportar el miembro sano, comienza a romper dicho equilibrio compensatorio, generando lesión en alguno de

---

[9] El autor describe un juego anormal observable en la marcha con el objeto de provocar cierto alivio al miembro enfermo. Y ejemplifica: "Si claudica del miembro anterior izquierdo, al trote el miembro posterior derecho produce un juego anormal". Haciendo alusión a que el miembro que en el aire de la marcha dada apoye en el mismo momento que el miembro enfermo, produce un juego anormal descripto aquí como marcha compensatoria.

sus componentes estructurales y esta claudicación adaptativa cambia de origen compensatorio a doloroso como consecuencia del desarrollo de una lesión.

¿La claudicación obedece a causas externas al aparato locomotor?

Es posible que la claudicación observada obedezca a causas ajenas al aparato locomotor. En equinos machos es posible que durante el ejercicio a gran velocidad cambien la mecánica de la marcha, principalmente de sus miembros posteriores por causas genitales.

En el hipogonismo genital, el menor desarrollo y peso de uno o ambos testículos, provoca que no puedan contrarrestar el tono muscular del cremáster, con la consecuente retracción del mismo. Esta situación genera una marcha rígida de los miembros posteriores, dorso doloroso y rígido y movimientos de abducción marcados durante la fase de elevación y apoyo de los posteriores. Estos animales se abren al tomar el codo de la pista, perdiendo velocidad y no realizan o muestran dificultad durante los cambios de pie que anteceden los cambios de mano habituales.

Su detección se realiza en el pos ejercicio inmediato, ya que esta condición acontece durante el ejercicio (condición dinámica), mediante la observación de la ausencia de uno o ambos testículos en la bolsa escrotal. El diferencial deberá incluir otras causas ajenas al aparato genital que provoquen dolor con la consecuente retracción testicular o de enfermedades como la orquitis. Esta última condición, cursa con aumento de volumen doloroso de la región, así como del testículo afectado

En hembras, la marcha rígida con abducción de miembros posteriores se observa en las mastitis.

Presencia de Interferencias en la marcha

La inspección dinámica puede resultar útil para investigar si existen interferencias entre los miembros homólogos o contralateral oblicuos durante la marcha.

Las lesiones resultantes en muralla, corona, nudo o caña, o bien la pérdida de la herradura de un miembro anterior con historia reiterada de contusión en suela o laceración de bulbo de los talones inducirá la sospecha clínica hacia la existencia de contacto no deseado entre los miembros.

Los diferentes tipos de contacto más comunes, se detallan en el esquema inferior.

Dependiendo del miembro interviniente en el proceso y altura del contacto en su miembro homólogo o contralateral diagonal, recibirán un término especial.

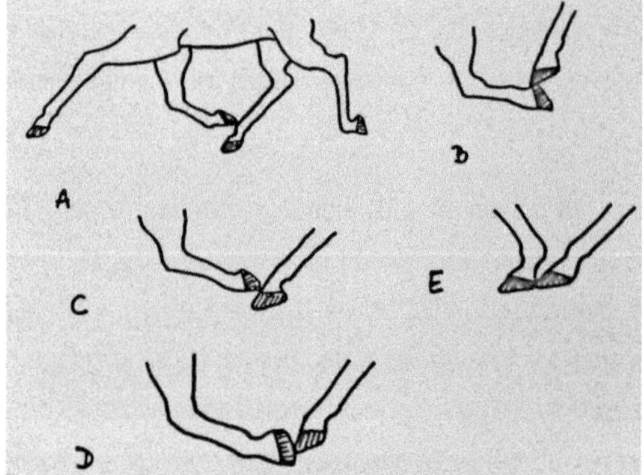

A. Caballo que se "Alcanza". El contacto ocurre entre la pinza del miembro anterior que golpea la cara anterior de caña (contacto alto), cuartilla, corona (contacto bajo) (C) del miembro posterior ipsilateral.
B. Interferencia cruzada, la pinza del miembro posterior contacta el bulbo de talón del miembro anterior contralateral.
D. Forjadura. La pinza del miembro posterior contunde suela a la altura de pinzas del miembro anterior ipsilateral.
E. Caballo que se alcanza durante el inicio de la fase de apoyo del miembro posterior sobre el talón o callo de la herradura del miembro anterior ipsilateral. Generalmente acontece cuando la fase de inicio del paso del miembro anterior contundido se ejecuta de manera retrasada.

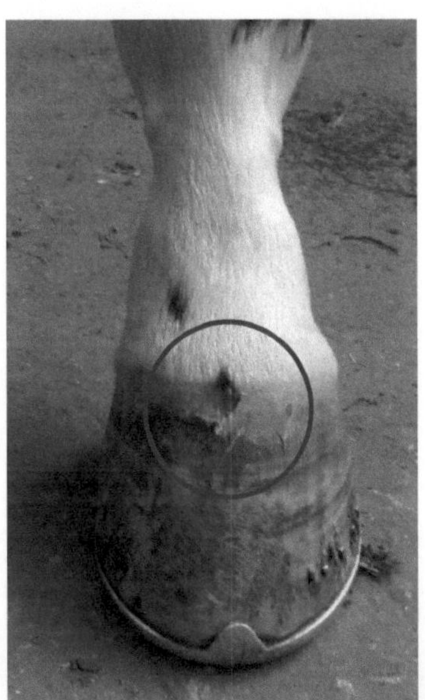

Caballo que se alcanza. Pinza de miembro anterior contunde rodete coronario y muralla proximal a la altura de pinzas del miembro posterior ipsilateral.

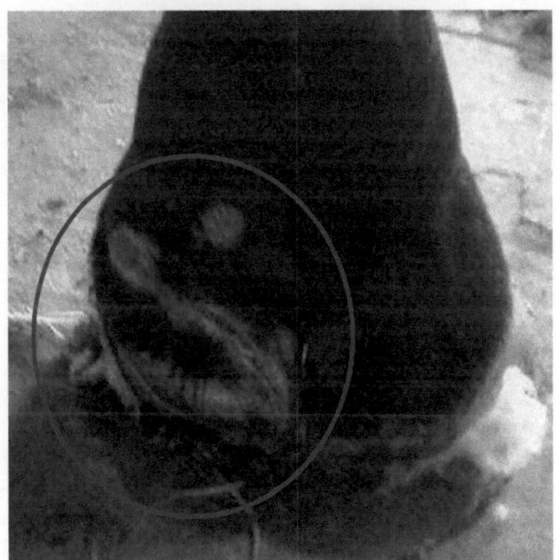

Caballo que se alcanza. La pinza del miembro posterior contunde y lacera (generalmente con la pinza central de la herradura de aluminio) el bulbo de talón del miembro anterior ipsilateral

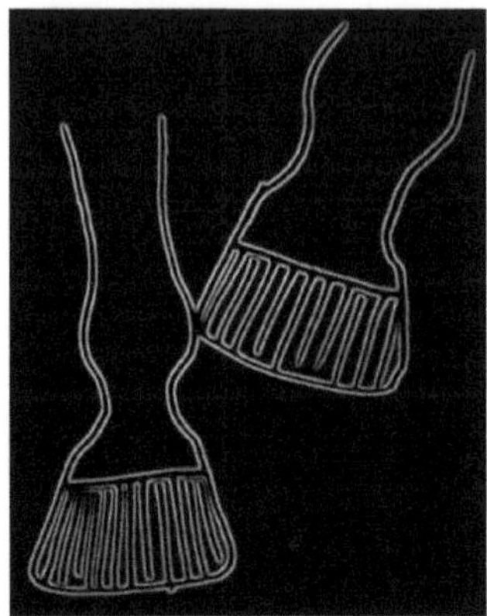

Caballo que se roza. El miembro anterior o posterior que avanza contunde a su homólogo en apoyo. Generalmente el contacto suele acontecer a la altura del cuerpo o base del sesamoideo medial, provocando una deformación dolorosa o incluso laceración en piel de la zona afectada, pero también puede acontecer a la altura de la corona o cuartilla.

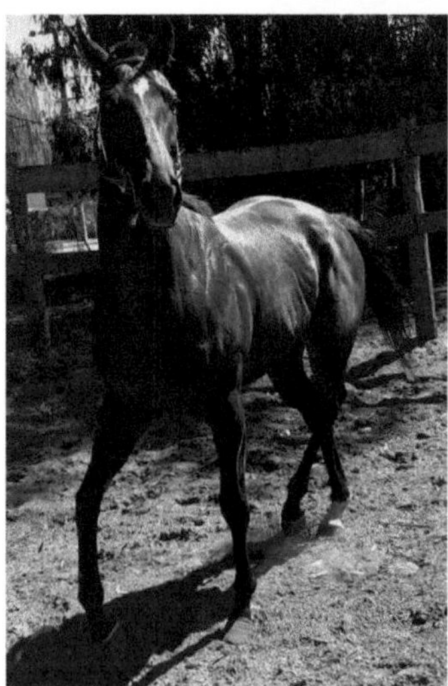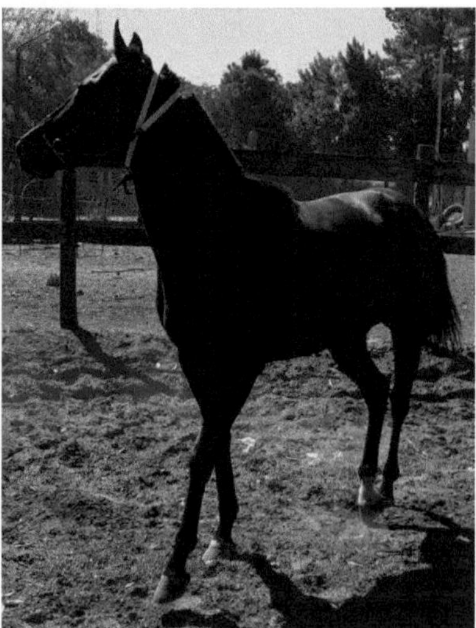

Marcha de un equino SPC que sufre rozadura de miembros posteriores. El aplomo del animal interviene en la mecánica del contacto. En este caso, es un equino cerrado de atrás, cerrado de garrón, cerrado de nudo e izquierdo. El arco de vuelo de ambos pies traseros no resulta rectilíneo, sino que muestra una convexidad hacia medial. El contacto acontece en rodete coronario a la altura de lumbre interna del miembro posterior derecho.

EXAMEN DE LOS MIEMBROS POR REGIONES

La exploración de los miembros se realiza en forma metódica, de distal a proximal, dada la alta incidencia de afecciones localizadas en el pie.

Las maniobras empleadas incluyen los métodos generales de exploración física: *inspección, palpación, evaluación de movimientos articulares y pruebas especiales o test de intensificación*; mientras que para el examen de los cascos, también serán relevantes las maniobras de *percusión y olfacción*.

Durante este examen, no se recomienda el uso de mordaza, pues el dolor provocado, hace que el animal no reaccione a la presión ejercida durante el desarrollo de determinadas maniobras exploratorias.

EXPLORACIÓN DEL MIEMBRO ANTERIOR DE LOS EQUINOS

El tren anterior soporta la mayor carga del peso corporal, además de amortiguar el impulso necesario de los miembros posteriores para vencer la estática y conseguir el desplazamiento corporal durante la locomoción.

Por consiguiente, cualquier falla de sus sistemas de amortiguación, dará lugar al desarrollo de una lesión que los incapacite biomecánicamente para realizar correctamente sus funciones.

Se estima que alrededor del 85% del total de las afecciones locomotoras tienen asiento en los mismos, estando en su mayoría relacionadas directa o indirectamente con el pie, razón por la cual, éste último constituye una región anatómica que en medicina deportiva adquiere gran importancia.

Examen del pie

La exploración del pie, comienza con la observación detallada de las características conformacionales del casco, su angulación respecto al plano de apoyo y su alineación respecto de la cuartilla y del aplomo del miembro.

Inspección de la conformación del casco

Forma

El casco debe ser simétrico. Visto de frente, debe presentar forma de cono truncado, siendo su diámetro inferior o de apoyo, mayor que su diámetro superior o coronario. Mientras que de perfil se visualiza de forma cilíndrica.

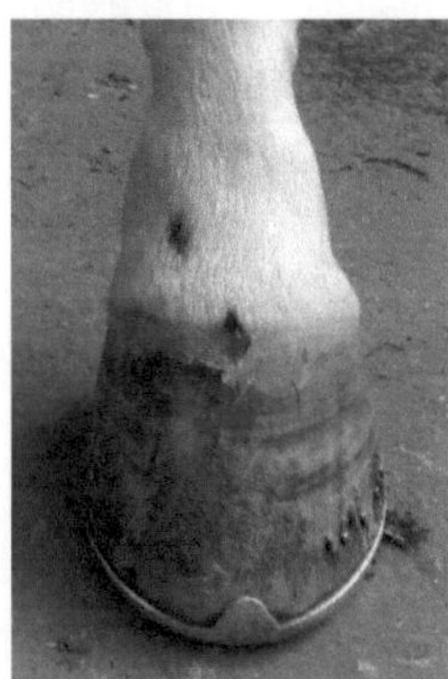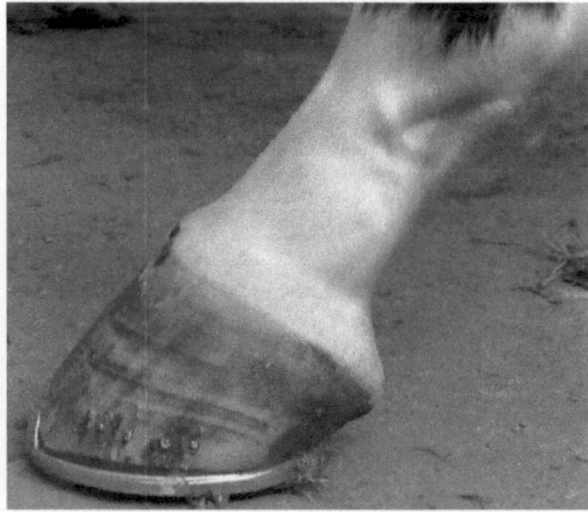

A la izquierda se observa la forma del casco de un pie posterior izquierdo de frente. En la imagen de la derecha se visualiza su forma de perfil.

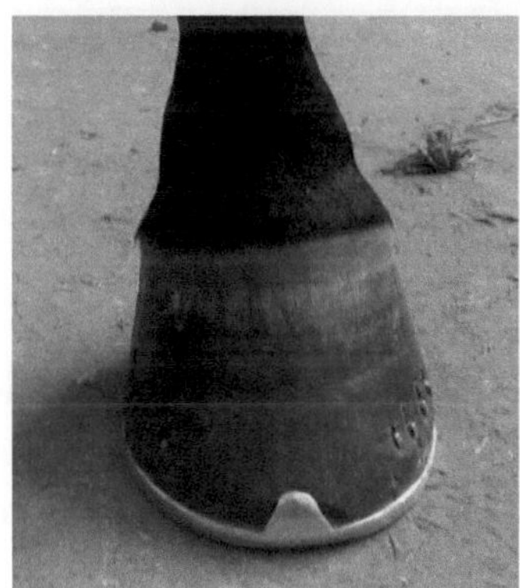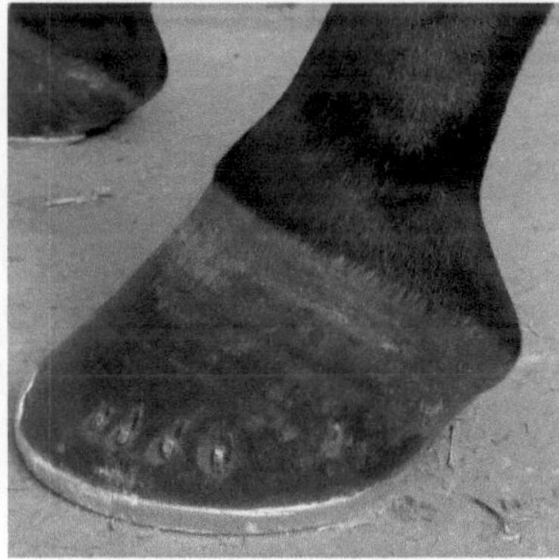

A la izquierda se observa la forma del casco de un pie anterior izquierdo de frente. En la imagen de la derecha se visualiza su forma de perfil.

Contorno

El contorno variará según se trate de miembro anterior o posterior. Los miembros anteriores presentan un contorno semicircular, redondeado en pinza y ancho en talones, dado que los diámetros transversal y horizontal son iguales. En los miembros posteriores el contorno es ovalado, puntiagudo en pinza, debido a que su diámetro horizontal es mayor. En los miembros anteriores tanto como en los posteriores, la cara interna del casco tiende a ser más recta que la externa.

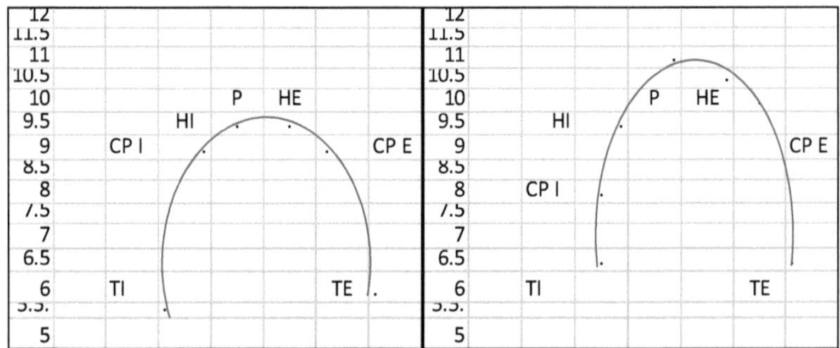

A la izquierda se grafica el contorno del casco del miembro anterior derecho de un ejemplar SPC, mientras que a la derecha, el gráfico representa el contorno del casco del miembro posterior derecho de un SPC

Tamaño

En relación directa con la forma y tamaño de la tercera falange, así como también, con el tamaño corporal, raza, biotipo y funcionalidad del miembro.

Estos podrán ser chicos, medianos o grandes.

La técnica empleada para estimar el tamaño de los mismos, se realiza a través de la medición del contorno del rodete coronario (Dr. Tracy Turner[10]), mediante el empleo de una cinta métrica la cual permitirá medir la distancia existente entre el

---

[10] La medición de la circunferencia coronaria se basa en los trabajos realizados por el Dr. Tracy Turner, quién correlaciona el tamaño del casco con el peso corporal del equino a fin de estimar el grado de salud podal en equinos sometidos a altas exigencias físicas.

bulbo de talón externo al interno. En un equino promedio, este generalmente oscilará entre 33 y 36,5cm.

La inspección tanto de la forma como del tamaño del casco equino reviste relevancia dado que la forma del órgano está directamente relacionada con su funcionalidad. Es por ello, que frente a procesos crónicos, el tamaño y la forma del mismo se verán afectadas. Las afecciones del miembro que conlleven a trastornos funcionales del mismo darán por resultado un casco en apariencia más chico que su homólogo, por ejemplo encastilladura secundaria a una artrosis del nudo) y los cambios en la distribución del peso corporal sobre la superficie del mismo conllevan a un casco asimétrico en comparación con su homólogo.

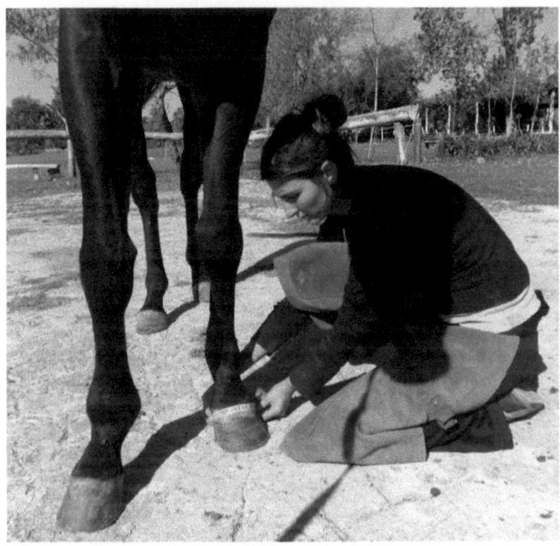

Medición de contorno coronario

Muralla

La muralla, pared o tapa, es la estructura exterior del casco que se visualiza cuando éste permanece en apoyo. Se halla dividida desde su superficie dorsal hacia palmar / plantar, por: un área impar llamada pinza o lumbre, los hombros o mamas interna / externa, las cuartas partes interna / externa y finalmente el talón interno / externo.

Como último componente de la pared deberán incluirse los ángulos de inflexión de la muralla, los cuales dirigidos en sentido craneomedial, constituyen las barras.

Su inspección sólo podrá realizarse con el pie elevado.

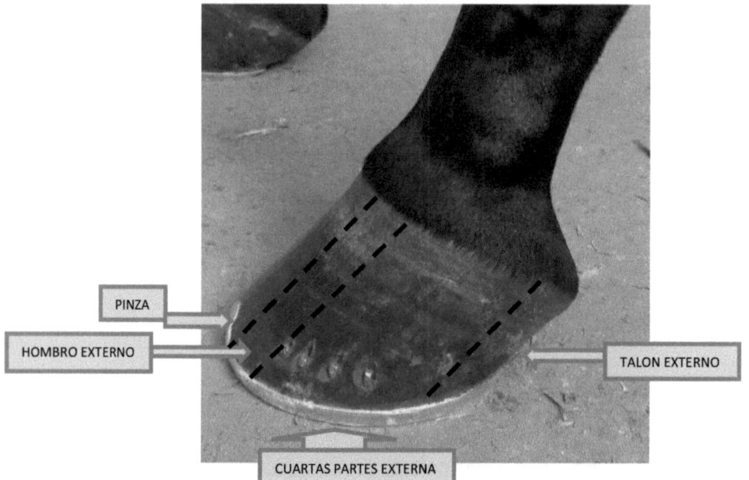

División de la muralla del casco del miembro anterior izquierdo

El examen morfológico de la muralla del casco permitirá identificar deformaciones de la cápsula o cambios en el patrón de crecimiento del casco que pueden indicar la presencia de una distribución anormal de las tensiones dentro del pie.

Un aumento del peso corporal recibido por una parte del pie tiene consecuencias directas que pueden detectarse en el examen físico de su muralla o pared: puede causar la desviación de la pared hacia lateral o hacia medial desde su posición normal, puede provocar que la pared se mueva proximalmente, o puede causar que el crecimiento de la pared de esa zona determinada se desacelere.

Una disminución de la carga del peso corporal, tendrá el efecto opuesto.

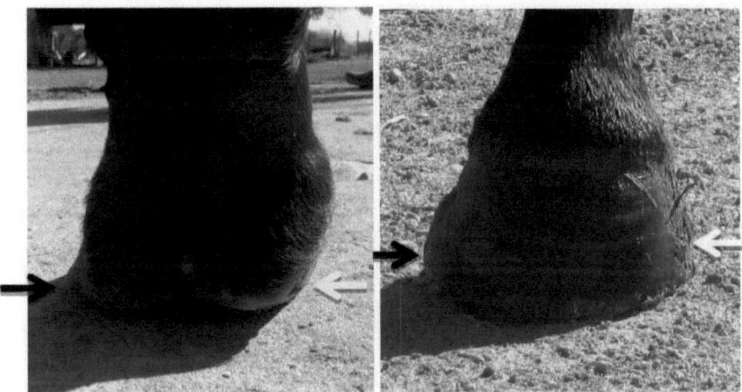

Casco Asimétrico. El pie sometido a presiones desiguales tiende a disminuir la queratogénesis en la zona correspondiente al rodete coronario (pared perpendicular al suelo) –flecha blanca- y crecer en zonas de menor tensión (tapa extendida hacia afuera de la superficie de apoyo) –flecha negra-.

La muralla en condiciones normales, presenta estrías dadas por los túbulos córneos superficiales, que van desde el rodete coronario hasta el borde de apoyo.

A la inspección, debe observarse íntegra, recta, no debe extenderse por fuera de la superficie de apoyo, ni presentar grietas, fisuras o fracturas (soluciones de continuidad paralelas o perpendiculares a las estrías de la pared), ni seños (surcos o anillos) prominentes.

Cuando se evidencie la presencia de fracturas en la muralla, se deberá considerar su profundidad, ubicación y si comprometen o no la corona.

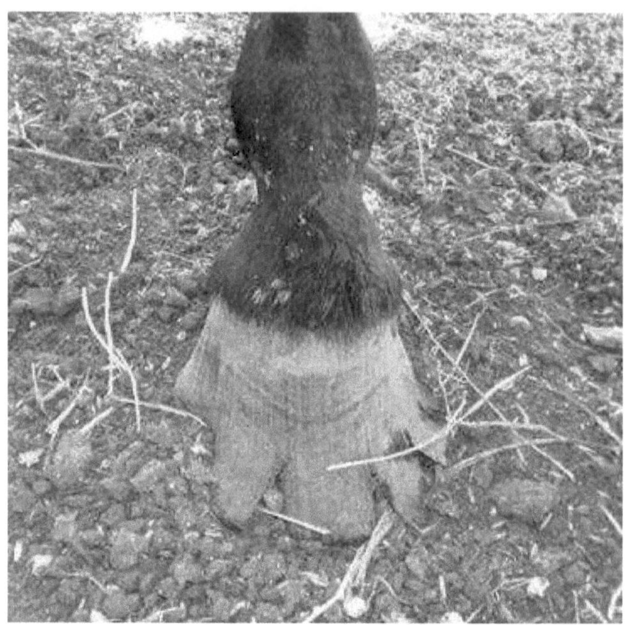

Fracturas de la muralla desde el borde de apoyo del casco hacia proximal

Los seños, ya sea surcos (concavidades) o anillos (convexidades) observables en la superficie de la muralla, constituyen ondulaciones de los túbulos córneos del casco, como consecuencia de un crecimiento irregular desde la corona ante trastornos nutricionales, fiebre, laminitis u osteítis de la falange distal.

Cuando éstos son originados por procesos febriles, se presentan paralelos entre sí, con la corona y con la superficie solar; mientras que los anillos originados por laminitis crónica, tienden a ser convergentes en la pinza de la muralla y divergentes en la zona de los talones.

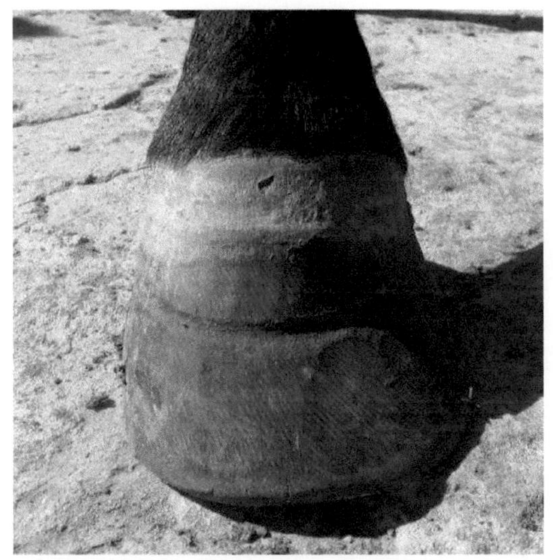

Vista frontal de un casco con la presencia de un surco único y prominente

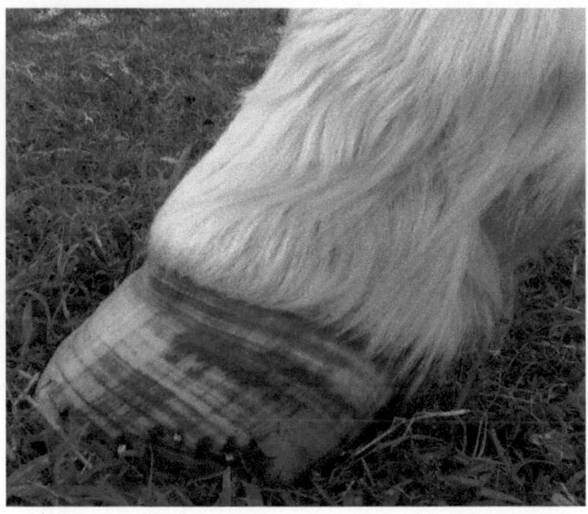

Vista lateral de un casco con anillos propios de Laminitis Crónica

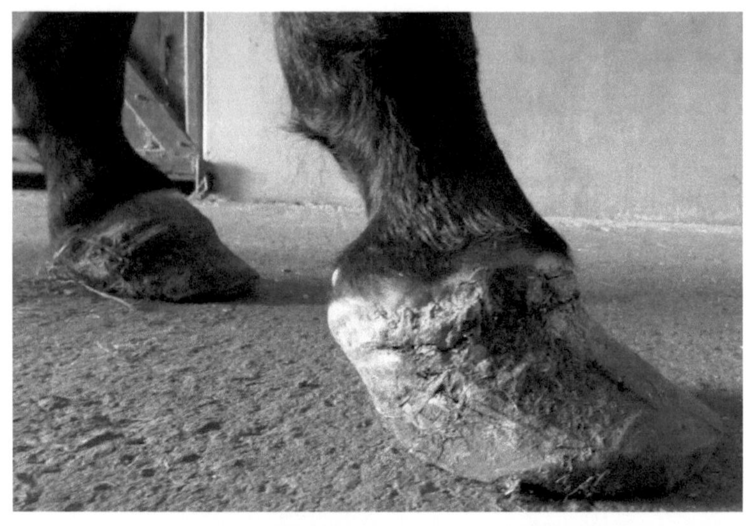

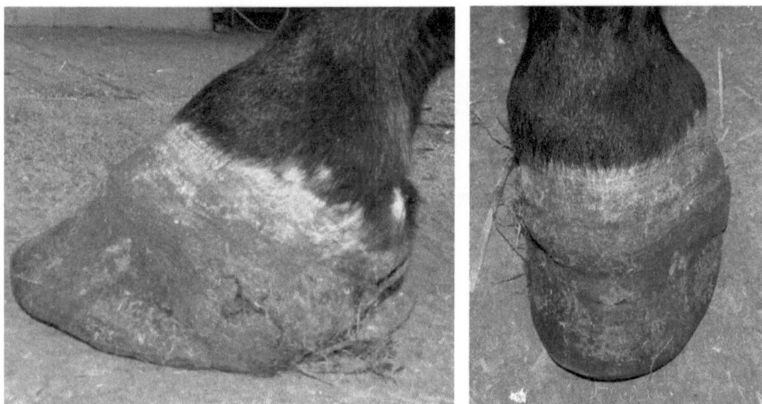

Morfología característica de Laminitis Crónica

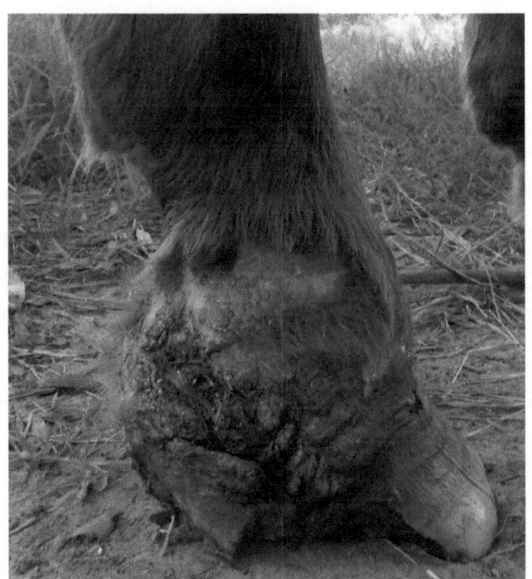

Disqueratogénesis del casco consecuente a una fractura de muralla con lesión del rodete coronario

De manera complementaria a la inspección de la muralla, deberá observarse, en caso de estar herrado, la posición de la herradura y la altura de la salida de los clavos de herrar.

Los talones deben ser vistos desde atrás, para evaluar que ambos respeten la misma altura. En caso de estar desnivelados (cuando la diferencia existente entre ambos es mayor a 0,5cm[11]), durante la marcha, el contacto de los talones con el suelo se realizará forma asincrónica. En una primera instancia, sólo el talón más alto contactará la superficie de apoyo y el pie se verá forzado a girar hacia afuera o hacia adentro, tomando al talón más alto como punto rotacional hasta que el talón más bajo termine impactando sobre el suelo.

Estas asimetrías durante la fase de contacto de los talones con la superficie de apoyo, pueden detectarse tras la inspección de la marcha del animal al paso.

---

[11] Funtanillas, H. A. Elementos de podología equina y herrado correctivo. Editorial Hemisferio Sur, Buenos Aires, Argentina. 2008

Por ejemplo, si el animal presenta talones asimétricos del miembro posterior, dónde el talón medial es más alto que el talón lateral, éste contactará primero, se producirá una rotación del eje del pie hacia medial hasta que se produzca el impacto del talón lateral con el suelo.

A la inspección, esta situación provoca que un animal que presenta un arco de vuelo normal, es decir, rectilíneo, tras el contacto de su miembro con el suelo, rote el pie hacia medial (para el caso ejemplificado), con abducción del tarso (convexidad o curvatura lateral) sólo evidenciable durante el transcurso de la fase de apoyo.

Esta condición, influye negativamente sobre la estructura podal y ejes óseos proximales.

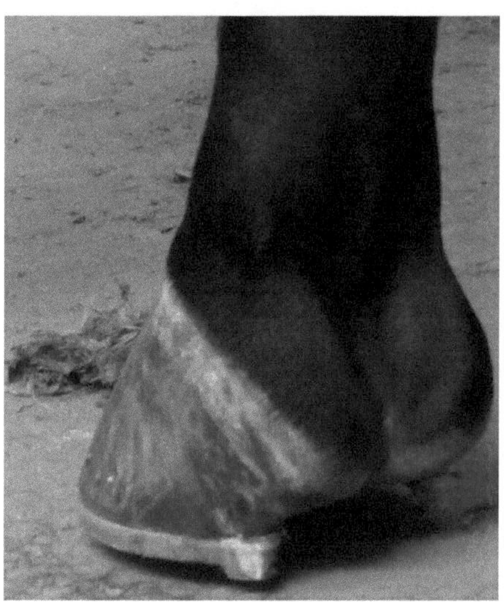

Talones nivelados. La vista palmar del pie es útil para comparar la altura relativa de los dos talones

Siguiendo el mismo principio, durante la estación, los talones desnivelados pueden generar una condición adquirida de pie izquierdo o estevado.

Desde la vista lateral, los talones deben presentarse paralelos a la superficie dorsal de la muralla (pinza), manteniendo una relación de altura entre pinza – cuartas partes - talón de 3:2:1, para los miembros anteriores y 2:1 / 2,5: 1 para los posteriores.

Cuando el ángulo del talón es 5º inferior al ángulo de la pinza, condición se conoce como talones Underrun Hells, esta sobrecarga de presiones induce un crecimiento y dirección anormal de los túbulos córneos de esa zona, quedando los talones paralelos al suelo y curvados hacia adentro, perdiendo la capacidad de soportar peso y su función de disipar la fuerza de concusión directa, situación que conlleva al síndrome de talón doloroso.

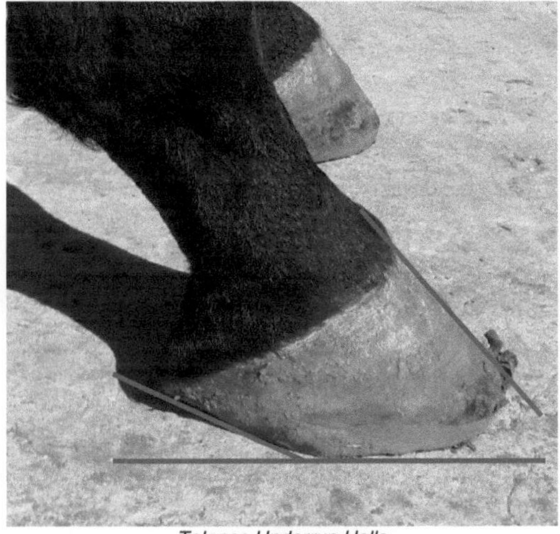

Talones Underrun Hells

Evaluación del ángulo del pie

La medición del ángulo del pie (relación entre la cara dorsal de la muralla y el suelo), podrá obtenerse a partir del uso del Podogoniómetro[12].

---

[12] Instrumento medidor del ángulo dorso palmar/ plantar del casco.

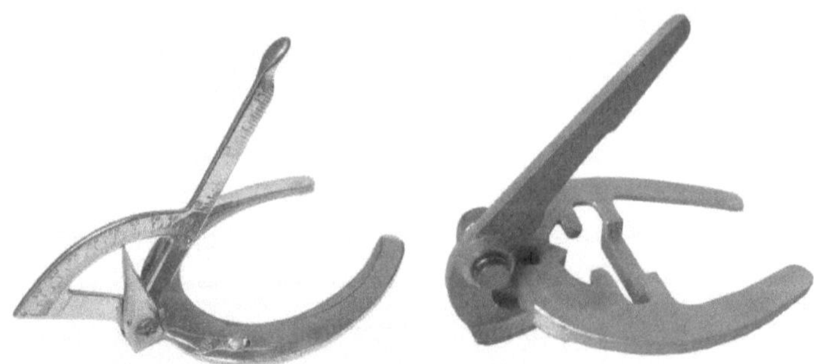

Tipos de Podogoniómetros

Esta angulación, oscilará entre los 50 a 55º para los miembros anteriores y entre los 55 a 60º para los miembros posteriores.

Un aumento o una disminución exagerada de su angulación, puede ocasionar importantes efectos sobre las distintas estructuras del pie y su biomecánica.

Evaluación de la alineación del pie

En condiciones ideales, la dirección adoptada por el pie (eje podal) y la cuartilla (eje falangeano), debe ser la misma, evidenciando a la inspección un alineamiento entre las falanges y el casco (eje podofalángico).

El eje podal, puede estimarse trazando una línea recta imaginaria que se origina de un punto medio que parte de la articulación interfalángica distal para dirigirse hacia el suelo en forma paralela a la pinza, superficie de la muralla en talones y a los túbulos córneos superficiales de su pared.

El eje óseo de la cuartilla (eje falangeano), se estima trazando una línea recta imaginaria que parte de un punto medio de la articulación del nudo, divide cuartilla y corona en dos partes iguales, para culminar en un punto medio en la articulación interfalángica distal.

Cuando ambos ejes se muestran alineados, el trazado del eje podofalángico dividirá al dedo en dos partes iguales.

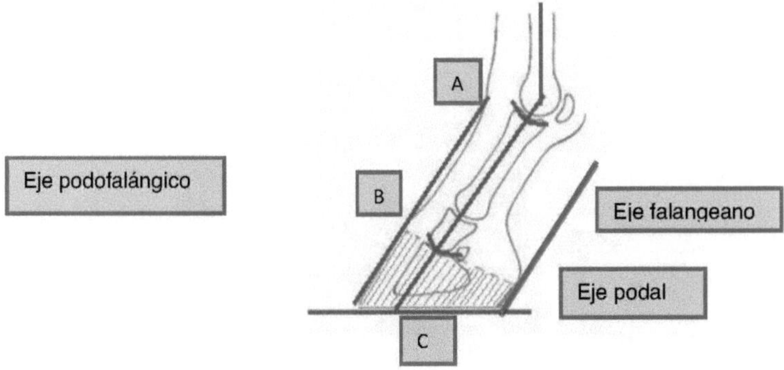

Eje Podofalángico del dedo anterior de perfil. El eje falangeano o de la cuartilla se estima trazando una línea que parte de un punto medio de la articulación del nudo (A), dividiendo en dos partes iguales la cuartilla, a un punto medio de la articulación interfalángica distal (B). El eje podal se estima trazando una línea paralela a la superficie dorsal de la muralla y a los túbulos córneos del casco, que parte de un punto medio de la articulación interfalángica distal (B) al suelo (C). La unión de dichos ejes constituye el eje podofalángico. La valoración de su alineación también podrá ser realizada de frente y de posterior, en todos los casos el punto (B) deberá presentar una angulación de 0°.

El casco Pando está caracterizado por la presencia de pinzas largas, talones bajos y descendidos, dando lugar a una angulación del casco menor de 50° para miembro anterior y de 55° para miembro posterior.

Si esta angulación, se mantiene a nivel de la cuartilla, el eje podofalángico se mantendrá alineado o normal (eje podal coincidente con eje falangeano).

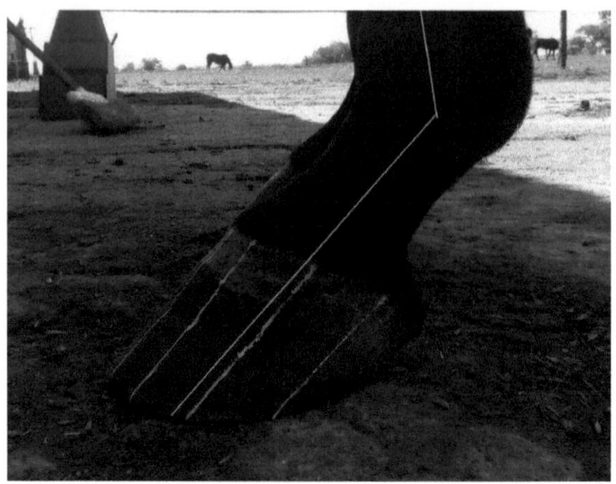

Pando con eje podofalángico normal

Si la angulación presente entre la tapa de muralla en pinzas y el suelo es menor que la angulación presentada en la cuartilla, debido a una mayor verticalidad de esta última, se pierde el paralelismo esperable, llevando a un eje podo falángico quebrado hacia atrás (Broken Back), pudiendo a su vez, ser largo de cuartilla o no.

Esta última condición sobrecarga del nudo y se asocia con una mayor tensión de aquellas estructuras que se ubican o se insertan sobre la cara palmar del eje falangeano o falange distal, como ser el tendón flexor digital profundo, ejerciendo mayor presión sobre bolsa podotroclear y hueso navicular, provocando lesión sobre estas estructuras.

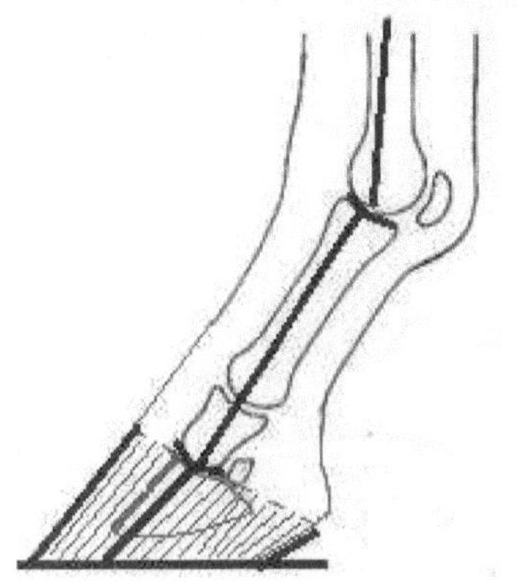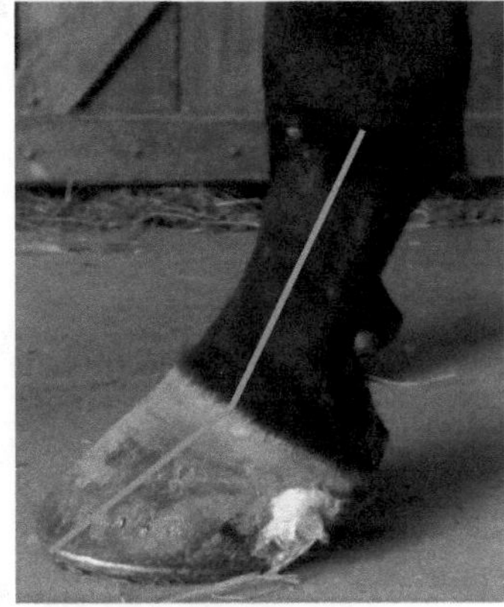

Pando con Eje Podofalángico quebrado hacia atrás (Broken Back)

De manera opuesta, el casco Topino se caracteriza por presentar mayor angulación entre tapa de muralla en pinzas y suelo (60° o más para el miembro anterior[13]) que la esperable y talones altos.

Si la angulación que presenta el casco, se mantiene a nivel de la cuartilla, el eje podofalángico se mantendrá alineado o normal.

---

[13] Existen cinco grados de Topinismo, según la angulación presente entre la tapa de muralla en pinzas y el suelo. El grado 1, mantiene una angulación de 60°. En el grado 2, el ángulo varia entre 60 a 90°, en el grado 3, alcanza los 90°, en el grado 4, es mayor a 90° y en el grado 5, el animal apoya el miembro sobre el rodete coronario dado la severa flexión que presenta la articulación interfalángica distal. Funtanillas, H. A. Elementos de podología equina y herrado correctivo. Editorial Hemisferio Sur, Buenos Aires, Argentina. 2008

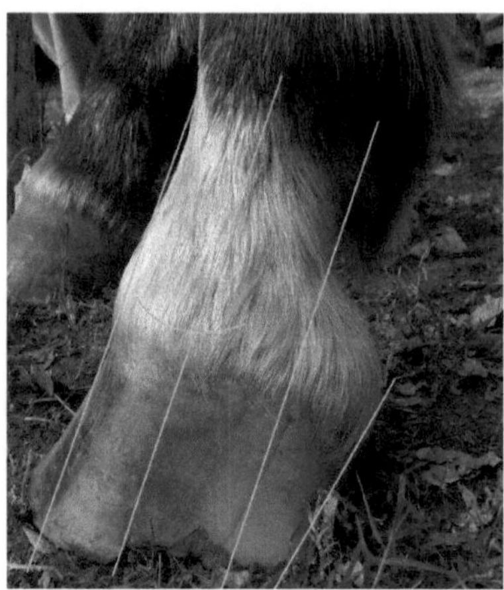

Topino con eje podofalángico normal

Si debido a una mayor oblicuidad de la cuartilla (cuartilla vencida), ésta presenta una angulación menor que la del casco, se provoca el quiebre del eje podofalángico hacia adelante (Broken Forward). Esta condición, produce sobrecarga de aquellas estructuras ligamentosas y tendinosas que toman inserción en la cara dorsal del eje falangeano, como ser el tendón flexor digital superficial y el ligamento suspensor del nudo.

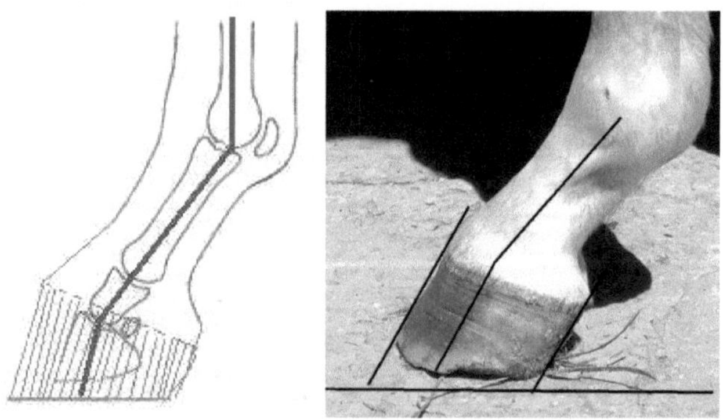

Topino con Eje podofalángico quebrado hacia adelante (Broken Forward)

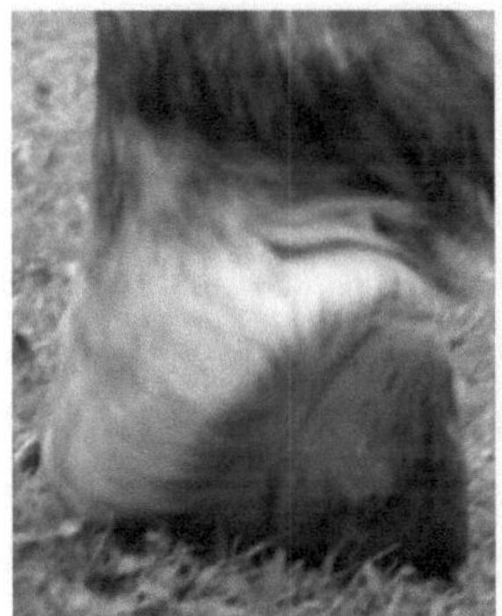

Topinismo de 5° Grado

A continuación, se considerará la dirección que adopta el pie en relación a la línea de aplomo del miembro.

Un pie en equilibrio, debe permanecer alineado con el aplomo del miembro, preferentemente sin presentar ninguna desviación rotacional de su eje (estevado o izquierdo).

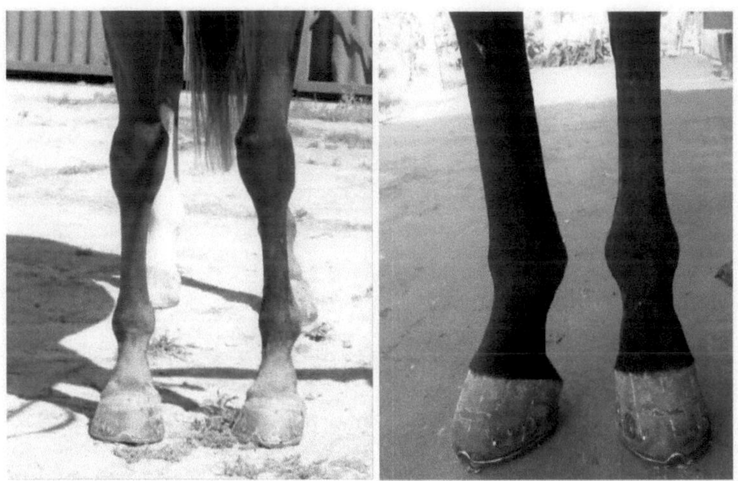

Desvíos Rotacionales del eje del Pie. A la Izquierda: Pie estevado de Miembro anterior izquierdo. A la Derecha: Ambos pie izquierdos con respecto a la línea de aplomo de ambos miembros posteriores.

El examen del aplomo del pie finaliza con la inspección de la marcha, obteniendo de este modo, *una visión funcional* de su eficiencia biomecánica.

Una vez culminada la exploración, se considerará que el aplomo del pie es el correcto cuando la dirección del mismo es la adecuada (con o sin desviaciones rotacionales) para permitir desarrollar de manera eficiente su función mecánica.

Se considera que un aplomo es incorrecto, cuando en el pie por el resultado de direcciones anormales, se han alterado las condiciones de sostén e impulso, pudiéndose lesionar el mismo, según la gravedad del defecto y la intensidad de la actividad física realizada.

Percusión del casco

La percusión del casco durante el apoyo, se realiza con la parte metálica del martillo, recorriendo la totalidad de su pared externa, abarcando su extensión longitudinal (desde el rodete coronario hasta el borde plantar) y transversal (desde el talón interno al externo o desde la pinza hacia los lados).

Dadas las características de su apoyo, éste constituye una caja de resonancia razón por la cual, la percusión del casco normal arrojará un sonido claro.

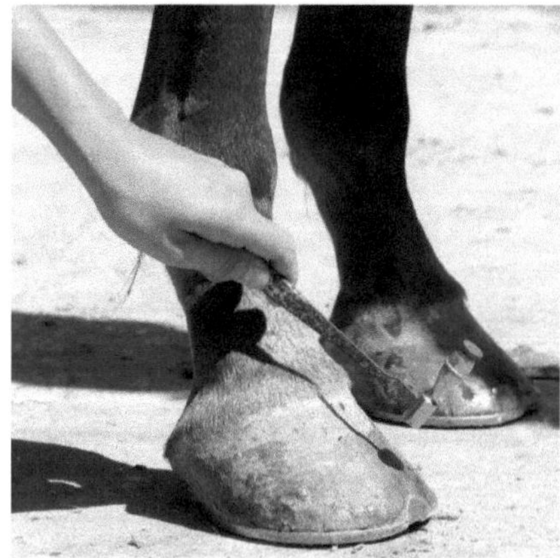

Percusión armada sobre la muralla del casco del miembro anterior derecho de un SPC

Esta maniobra, permite detectar aumentos en la resonancia (zonas de claro hipersonoro) en caso de existir una separación intraparietal de la muralla o "tapa hueca" (la capa externa se separa de la media e interna, o la capa externa junto a la media lo hacen de la interna), desprendimientos en los cuales la muralla se separa de la suela ("fractura de línea blanca"), u "hormiguero" (cuando la muralla en su unión con la suela se desintegra dando lugar a la presencia de una cavidad neoformada o bolsa de aire).

Este cambio de sonoridad obtenido tras la percusión, permitirá su identificación, así como delimitar su extensión transversal (ubicada en pinza, pinza y hombro externo, cuartas partes, etc.) y longitudinal (completa, desde el borde plantar al rodete coronario o incompleta, en caso contrario).

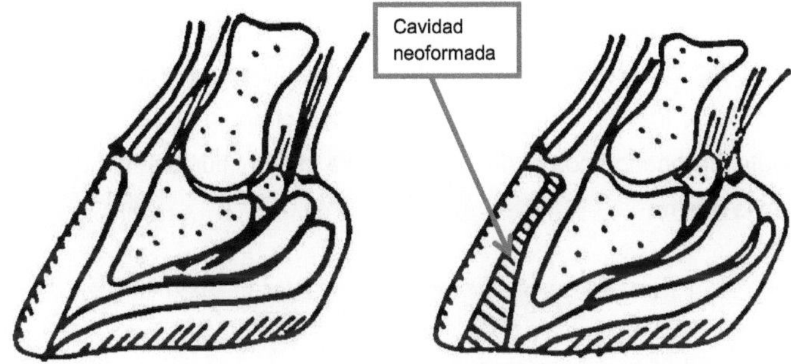

Diagrama de la sección transversal de un casco normal y un casco con desprendimiento de muralla

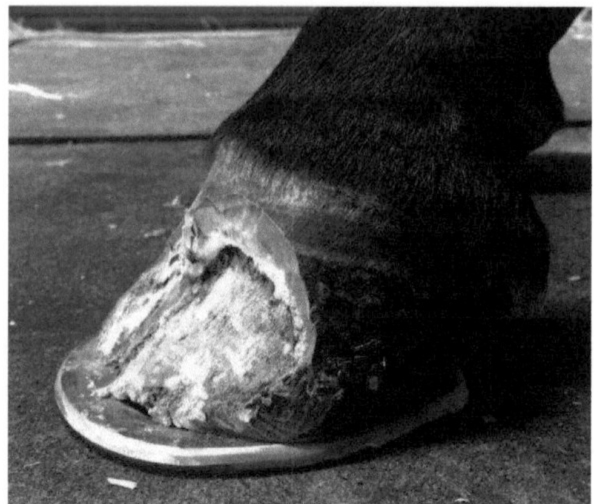

Tapa Hueca. Imagen del casco luego de retirar el material desprendido

Palpación del casco

La palpación del casco en apoyo, incluye la evaluación de su temperatura comparada con la de los cuatro miembros. Se coloca el dorso de la mano tanto a nivel del rodete coronario, como de la superficie de la muralla, en busca de variaciones en la misma.

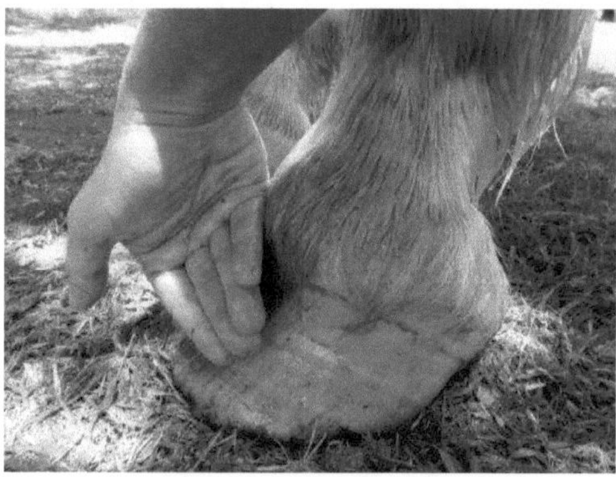

Evaluación de la temperatura del casco

En caso de detectarse diferencias de temperatura, se deberá recurrir a la evaluación del pulso digital, a fin de descartar la presencia de procesos inflamatorios o infecciosos ante los cuales, el pulso aumentará su frecuencia e intensidad.

La palpación del rodete coronario se realiza con la punta del dedo pulgar e índice, para comprobar la presencia de edema, dolor o calor a consecuencia de un trauma o infección ascendente desde la suela.

La detección a partir de la inspección y palpación de áreas tumefactas puede presumir la presencia de determinada alteración y posiblemente su origen.

Una pequeña área de tumefacción focal en la banda coronaria generalmente se asocia a un absceso que está a punto de abrirse espontáneamente y drenar, la inflamación de la articulación interfalángica distal produce una tumefacción simétrica dorsal, mientras que la inflamación de la bolsa navicular produce una hinchazón simétrica en la cara palmar/ plantar del pie.

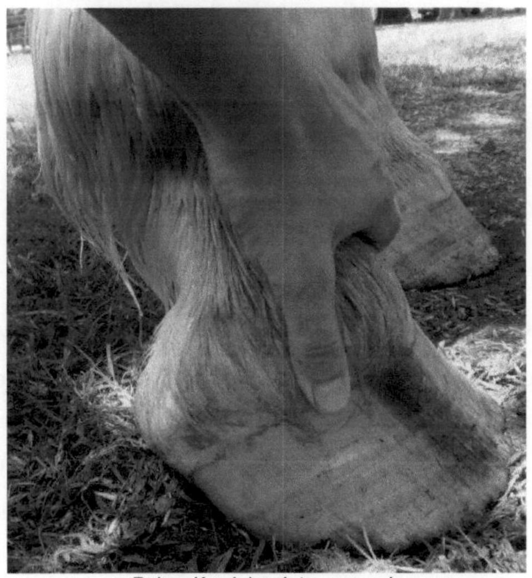

Palpación del rodete coronario

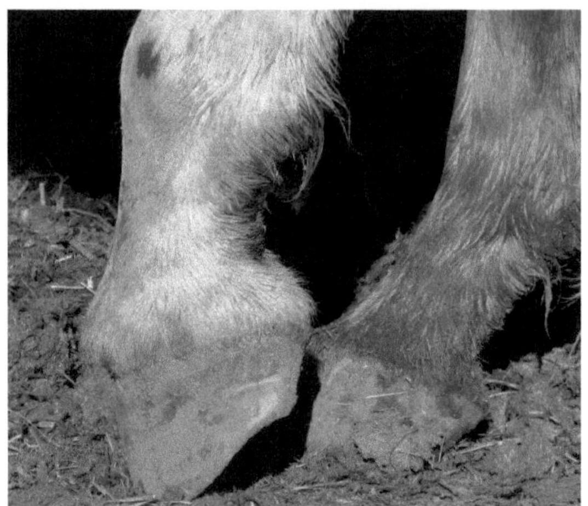

Pododermatitis séptica. Fistulización a través del rodete coronario a la altura de pinzas

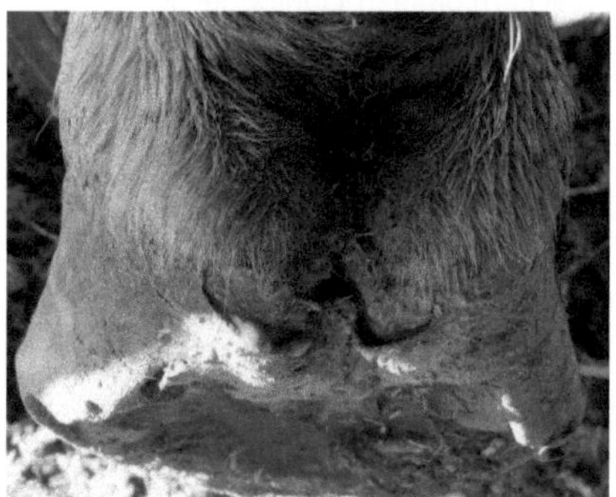

Pododermatitis séptica. Fistulización a través del rodete coronario a la altura de talones

Luego se palpa su superficie dorsal, ejerciendo presión con el dedo índice sobre la línea media del casco por encima del rodete coronario en busca de sensibilidad dolorosa. La manifestación de dolor puede responder a afecciones de la articulación interfalángica distal, forma coronaria (exostosis falangeana) o fractura de la apófisis extensora de la falange distal, en el punto de inserción del extensor digital común. Por otra parte, el examen permitirá revelar una depresión inmediatamente proximal a la cápsula del casco, que es indicativa de desplazamiento distal de la falange distal.

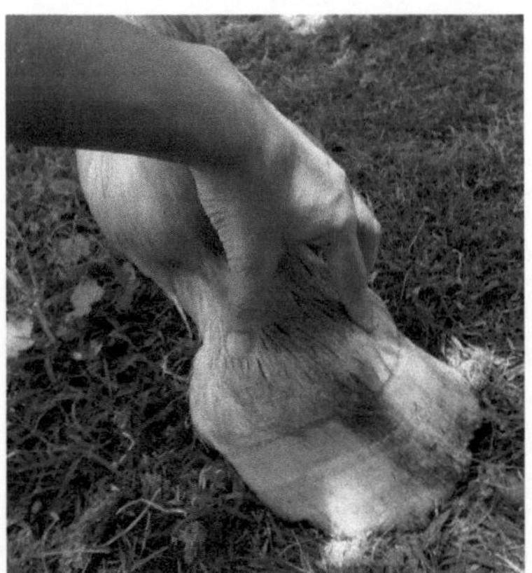

Palpación de la superficie dorsal y proximal al rodete coronario. La palpación se usa para determinar si una tumefacción proximal a la banda coronaria es firme, edematosa o fluctuante. Se aplica presión digital, al principio suavemente y luego con más firmeza, para identificar la presencia de dolor.

A continuación, se inspeccionará el pie con el miembro elevado.

La maniobra de elevación se realiza ubicándose el clínico de lado al miembro anterior que se desee explorar, mirando hacia al tren posterior del mismo. Luego, se coloca una mano sobre la espalda del animal, para luego descenderla suavemente hacia la zona de la cuartilla. A la vez que ésta se alcanza, con la otra mano, se ejerce una ligera presión sobre la espalda, a fin de desplazar el peso sostenido por el miembro que se desea elevar hacia el contralateral. Al animal trasladar su peso, se sujeta el miembro por la cara dorsal de la cuartilla y posteriormente se eleva.

Si la exploración involucra al miembro posterior, el procedimiento será el mismo, sólo que el punto de partida no será la espalda sino el anca.

En animales yeguarizos, la elevación de los miembros para su exploración requiere de un amanse previo. No obstante, si el animal ya conoce las maneas, podrá recurrirse al empleo de un maneador para mantener el miembro elevado, seguro y fijo.

Con el miembro elevado, la primera instancia de la inspección, implica la evaluación de la altura de los talones del pie. Se realiza sujetando el miembro por la superficie dorsal de la caña, dejando pender libremente el dedo.

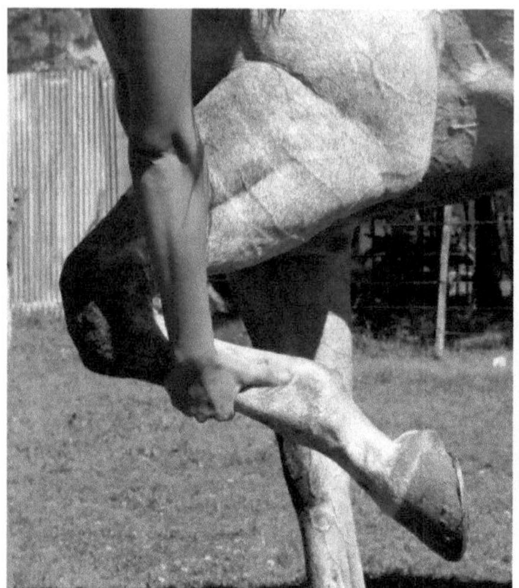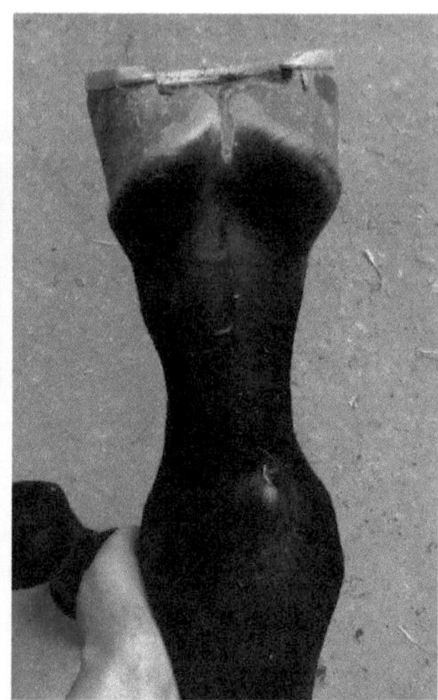

Inspección de la altura de talones

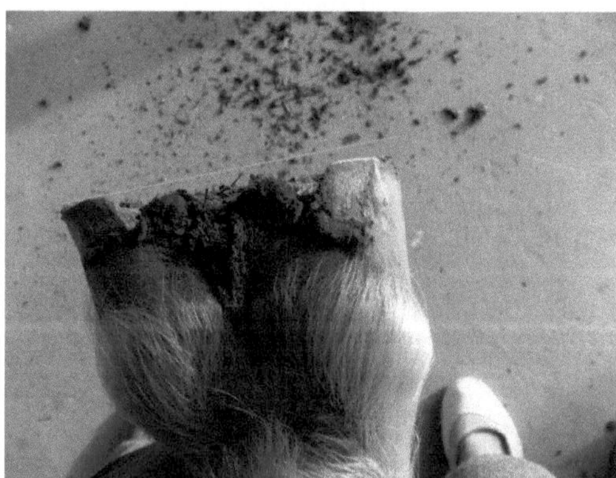

Talones desnivelados o asimétricos

Luego se sujeta el pie por la cara dorsal de su muralla y se fija entre las rodillas del clínico. Durante esta maniobra, se debe evitar colocar al miembro en abducción marcada para no generar incomodidad en el animal.

La limpieza del casco se realiza mediante el empleo de un escarbavaso con cepillo o una gubia, para facilitar la inspección las características de su superficie palmar/ plantar (borde de apoyo o periplantar de la muralla, suela y ranilla).

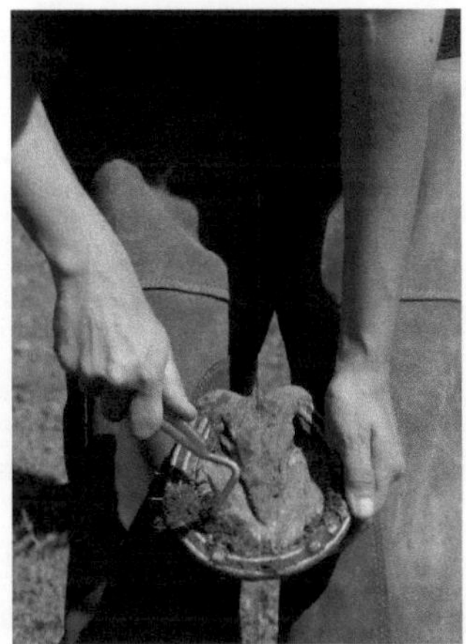

Limpieza de la superficie palmar del casco

Si presenta herradura, se deberá evaluar su tipo en relación al trabajo que realiza el animal, tamaño o número en relación tamaño del pie, posición (si ha permanecido colocada demasiado tiempo, los tallos de la misma se mueven desde los talones hacia la suela, ejerciendo presión sobre los ángulos de la misma, o incluso aflojarse y desplazarse hacia palmar/plantar colocándose por detrás de pinzas, presionando la porción de suela correspondiente), desgaste (el desgaste desigual en la superficie de la herradura puede indicar áreas de peso excesivo, y también permitirá determinar el lugar dónde rompe el paso o breakover point), el número de clavos presentes y su colocación.

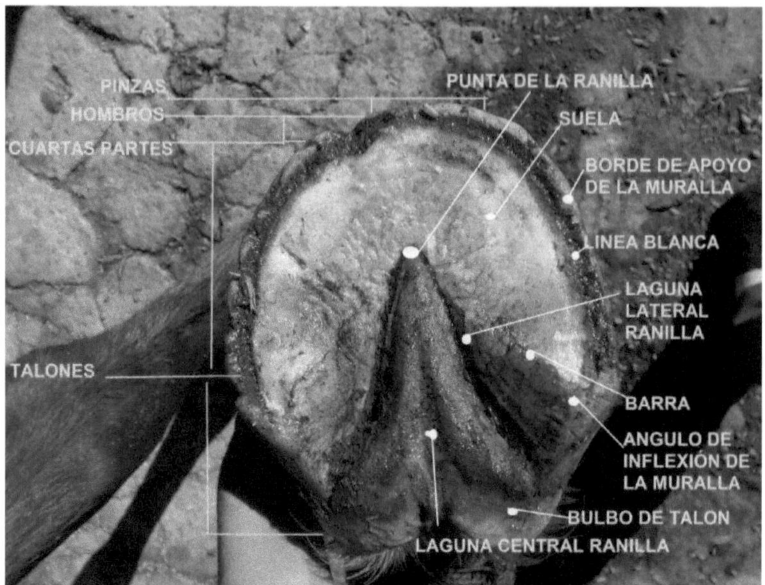

División de la superficie palmar del casco del miembro anterior izquierdo

La superficie palmar/ plantar del pie se explora en busca de traumatismos, debido a su permanente contacto con el suelo.

El examen de la suela, incluye la evaluación de su integridad, forma y color.

Las zonas de color rojizo o morado pueden indicar la presencia de un hematoma, mientras que la presencia de zonas de color negro o líneas negras, una infección.

La línea blanca (unión de la muralla con la suela), se inspecciona en busca de desprendimientos, mientras que la inspección de la ranilla debe abarcar la evaluación de su integridad, elasticidad y ancho.

Este último dato dará una idea de talones normales o contraídos (casco encastillado o topino).

El examen de los talones culmina con la evaluación de su altura mediante el empleo de un instrumento de mayor precisión.

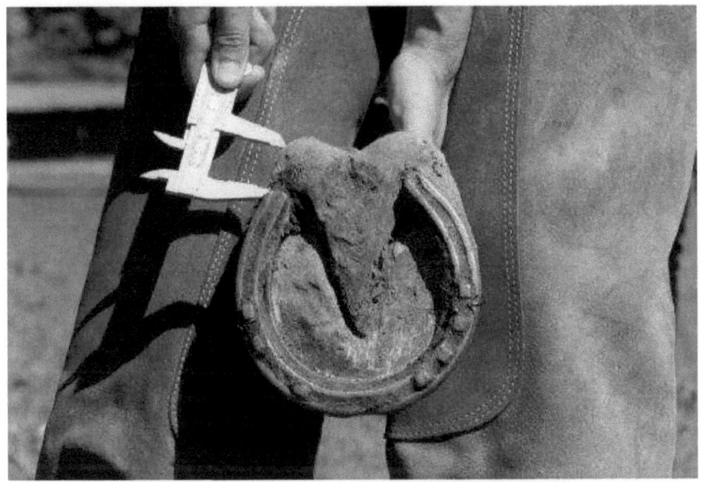

Medición de altura del talón interno del pie anterior derecho

La exploración continúa con la palpación presión del casco mediante el uso de la pinza de tentar.

La praxis del casco, se inicia colocando una rama de la pinza sobre la superficie externa del talón medial (como punto de apoyo) y la otra rama, se ubica en la laguna lateral de la ranilla sobre la barra medial, en proximidad al ángulo de inflexión medial de la muralla; para ejercer presión.

Luego, se continúa a intervalos de 2,5 cm sobre la totalidad del borde solar o palmar hacia la barra lateral y su ángulo de inflexión. En caso de estar herrado, se deberá incluir cada punto de salida de los clavos de herrar.

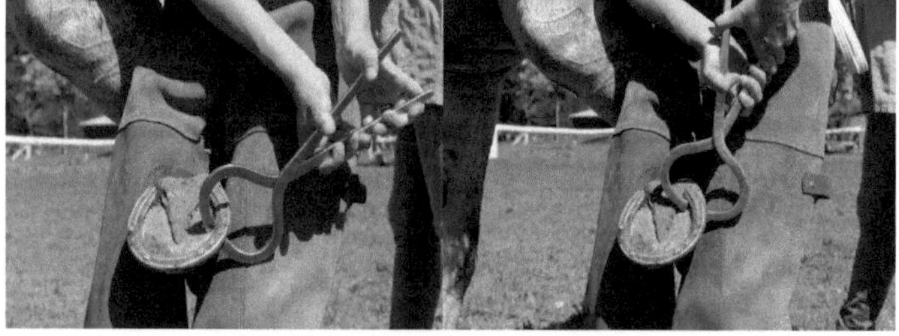

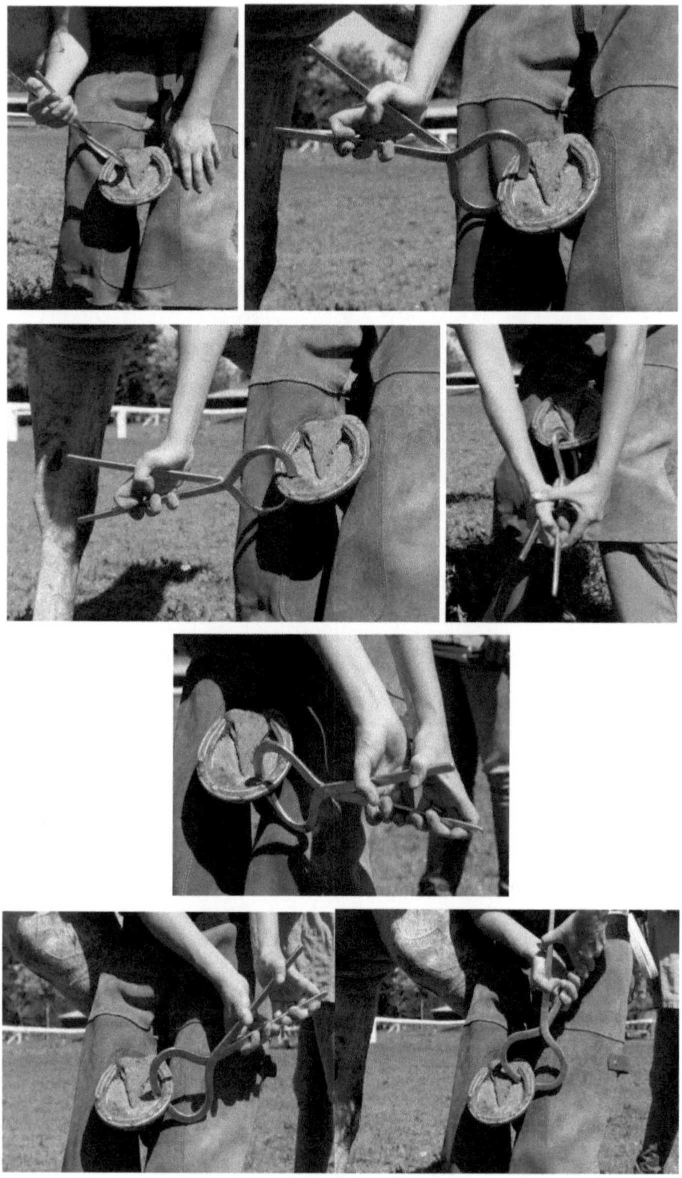

Pasos para el tentado del borde solar del casco (exploración excéntrica)

A continuación se vuelve a realizar el mismo procedimiento pero abarcando la parte de la suela más próxima a la ranilla.

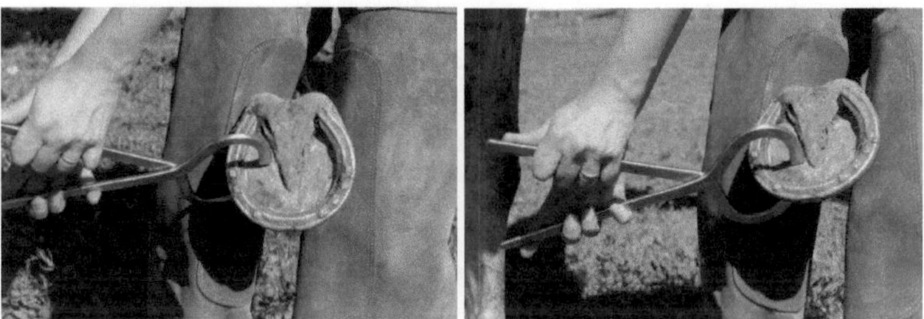

Tentado de la suela en proximidad de la ranilla (exploración concéntrica)

La ranilla, se explora colocando una rama de la pinza sobre su vértice o espina y la otra sobre la superficie dorsal de la muralla ejerciendo a continuación, presión a lo largo de toda su extensión desde las lagunas laterales.

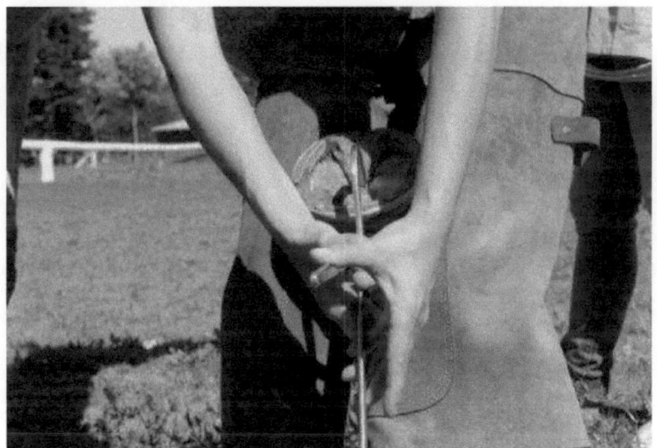

Tentado de la ranilla

Los talones deben tentarse en forma individual. Al finalizar esta maniobra, se coloca la pinza sobre las paredes del talón lateral y medial, explorándolos de manera simultánea.

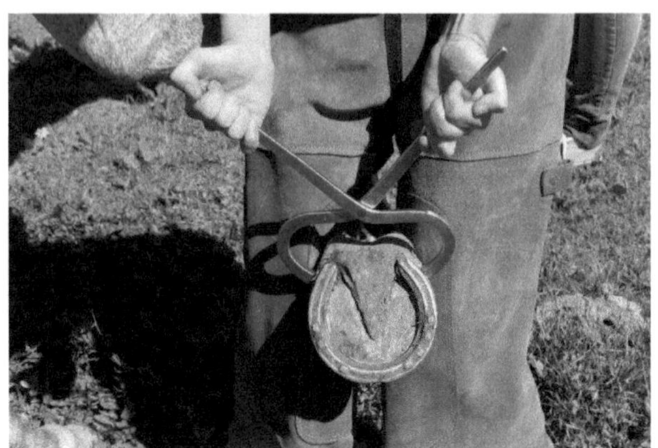

Tentado simultáneo de talones

La presión correcta a ejercer en cada punto está dada por la observación de una pequeña depresión.

La praxis efectuada, deberá mantenerse durante dos segundos en caso de tratarse de la suela, mientras que durante la evaluación de la ranilla deberá triplicarse el tiempo de tentado, al tratarse de una estructura adaptada anatomofisiológicamente a recibir presiones.

En caso de sospechar la presencia de una afección del aparato podotroclear, éste podrá ser explorado colocando una rama de la pinza sobre la fosa de Chenot, previamente recubierta con algodón y la otra sobre la espina de la ranilla.

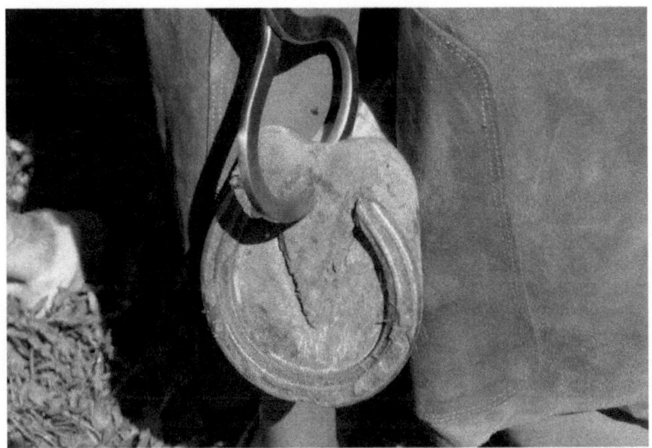

Tentado sobre fosa de Chenot y centro de ranilla

La praxis del casco, se utiliza con el fin de evaluar la fuerza y el carácter de su cápsula córnea, además de posibilitar la detección de puntos de dolor, los cuales se manifiestan por el esfuerzo que realiza el animal en su intento de sustraer el miembro explorado de la maniobra o bien, por la contracción de los músculos de la región de la espalda, brazo o antebrazo o la retracción testicular en padrillos.

Cuando la respuesta es leve, se realiza repite el tentado y se compara los resultados obtenidos con la extremidad contralateral para determinar si la respuesta es clínicamente significativa.

Una maniobra útil para ejercer presión sobre la ranilla es mediante el empleo del mango de un martillo de herrar o de una gubia, como cuña para pie.

El mango del martillo se coloca sobre la superficie de apoyo y se ubica sobre este, el centro de la ranilla del pie a explorar, con el miembro contralateral elevado. De este modo, se provoca una presión localizada en el centro del pie.

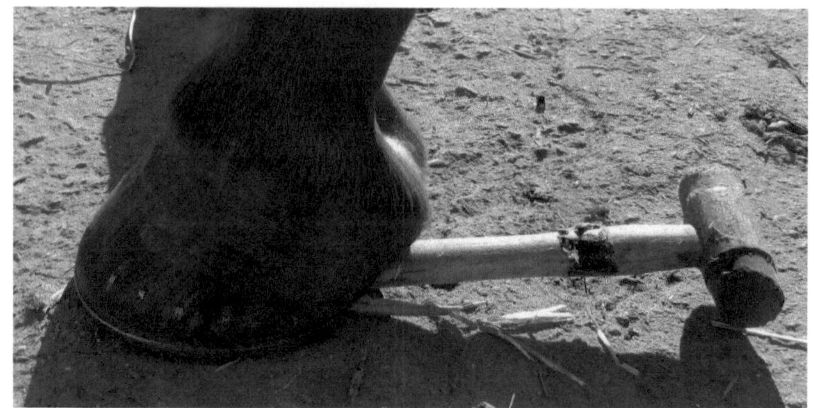

Prueba de presión de la ranilla

Por otra parte, la percusión de la suela y ranilla con el pie en elevación podrá eventualmente permitir identificar algún punto de dolor.

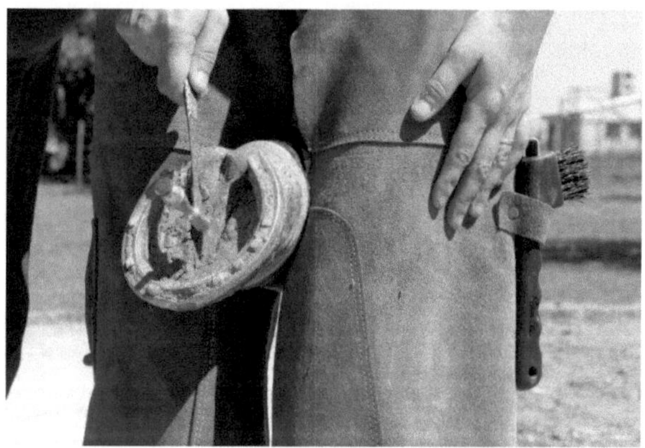

Percusión armada de la suela

A continuación, se palpan los bulbos de los talones, ejerciendo presión con ambos dedos pulgares a la vez, para detectar sensibilidad asociado a traumatismos o infección.

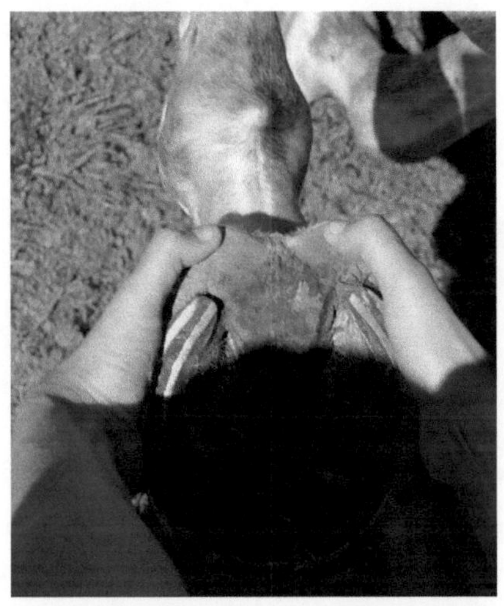

Palpación de bulbos de talones del miembro anterior izquierdo

Por encima de la corona a nivel de las cuartas partes, se palpan los cartílagos alares empleando la punta de ambos dedos pulgares.

Para su exploración, se colocan los pulgares lateralmente a cada cartílago alar y se ejerce presión hacia medial.

Luego, se procede de manera inversa, colocando los pulgares medialmente y ejerciendo presión hacia lateral.

Ambas maniobras se realizan para evaluar sensibilidad, integridad y elasticidad.

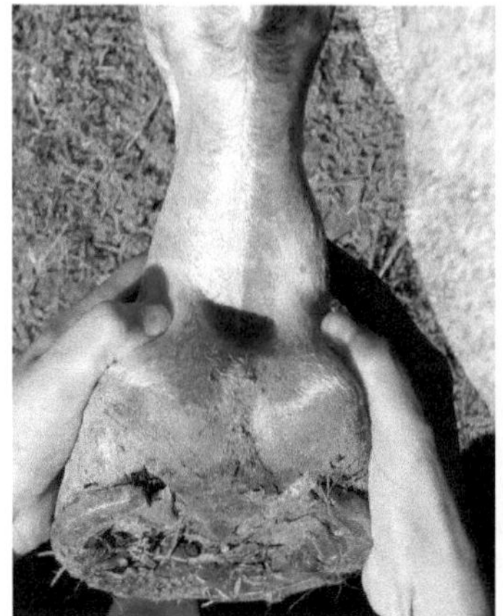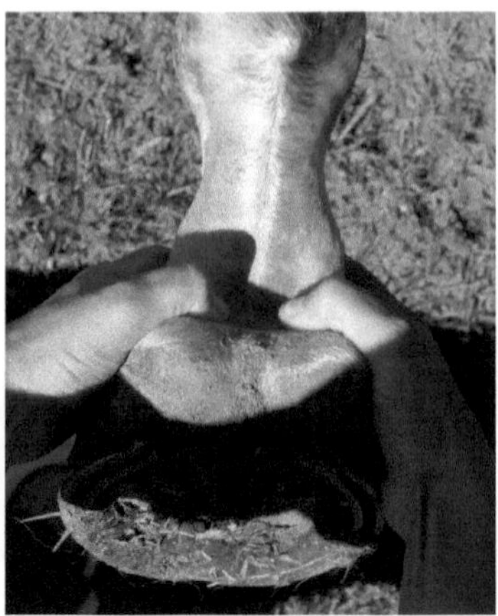

Evaluación de la integridad y flexibilidad de los cartílagos alares

Evaluación de la articulación interfalángica distal y proximal

La articulación interfalángica distal nuclea el mecanismo articular entre la falange media y distal, entre la falange media y el sesamoideo distal (hueso navicular), y entre la falange distal y la sesamoideo distal. Entre estos últimos, existe muy poca capacidad de movimiento, razón por la cual, se tratan como una sola unidad.

La articulación interfalángica distal es una articulación ginglymus. Sin embargo, dado que el surco sagital del extremo distal de la falange media y la cresta del extremo proximal de la falange distal son poco pronunciados, permite cierto grado de rotación en condiciones normales.

La extremidad distal debe flexionarse y extenderse para determinar si existe una respuesta dolorosa o si hay reducción de la amplitud articular.

La articulación interfalángica distal (hueso navicular, falange distal y media) y la articulación interfalángica proximal (falange proximal y media), al encontrarse impedida la fijación segmentaria para poder evaluarlas de forma independiente, se procede a la explorar de forma simultánea de sus movimientos articulares.

Un ayudante sujeta el miembro por la porción proximal de la cuartilla, mientras que el clínico imprime al casco movimientos pasivos de extensión, flexión y rotación.

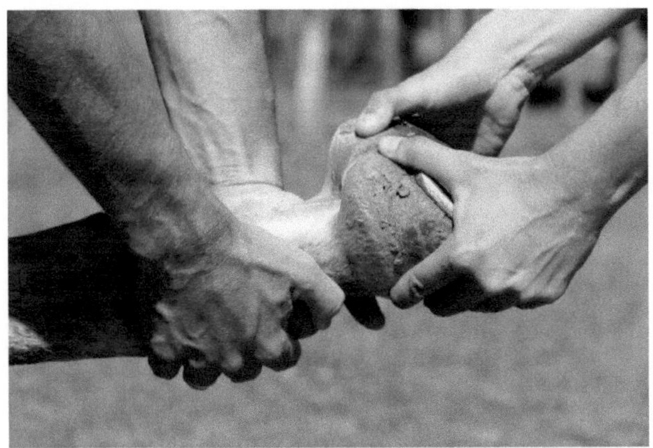

Exploración de articulaciones interfalangeanas

En general, es probable que las estructuras que se asocian con la mecánica de flexión y extensión normal, como tendones y vainas, ligamentos y bolsa podotroclear, de presentar enfermedad, provoquen una respuesta dolorosa, independientemente de la integridad de los tejidos articulares de la falange distal.

La sub luxación, o luxación marcada de los ligamentos colaterales de la articulación interfalángica proximal provoca una respuesta dolorosa ante la manipulación del pie, entre otros signos como claudicación, hinchazón o incluso falta de apoyo.

Examen de la cuartilla

La inspección de la región de la cuartilla se realiza con el fin de identificar tumefacciones o la presencia de formas falángicas (exostosis falángica) por periartritis y osteoartritis interfalángica proximal.

Con el miembro elevado y sujetando la cuartilla por su cara dorsal, se realiza palpación presión a punta de dedo aplicando ambos pulgares, desde la fosa de Chenot hasta el nudo.

Esta maniobra permite evaluar el trayecto de los tendones flexores y ligamentos sesamoideos distales.

Los datos obtenidos serán: sensibilidad y consistencia.

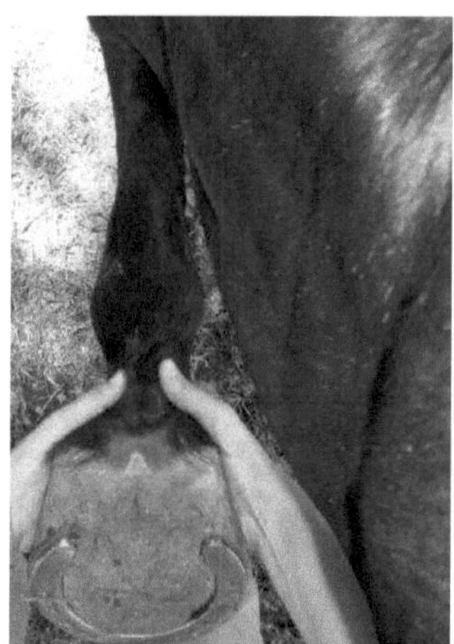

Palpación de la cuartilla palmar del miembro anterior izquierdo

Evaluación de la articulación del nudo

Con el miembro en apoyo, es posible detectar una hinchazón blanda que de acuerdo a su localización, corresponderá a derrame sinovial de las vainas tendinosas o de los fondos de saco articulares. La artrosis se presenta como una deformación dura en la cara dorsal del nudo.

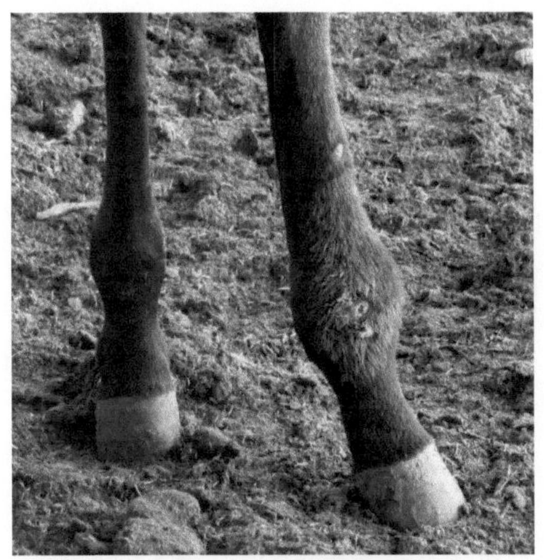

Tumefacción de la articulación del nudo miembro posterior izquierdo

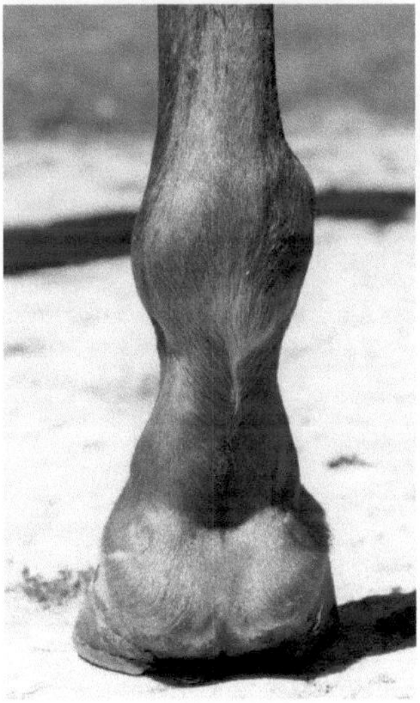

Sesamoiditis

La palpación de los sesamoideos, se realiza evaluando sensibilidad y movilidad de los mismos.

También se deberán palpar las ramas de inserción del ligamento suspensor del nudo, en busca de zonas de dolor y edema.

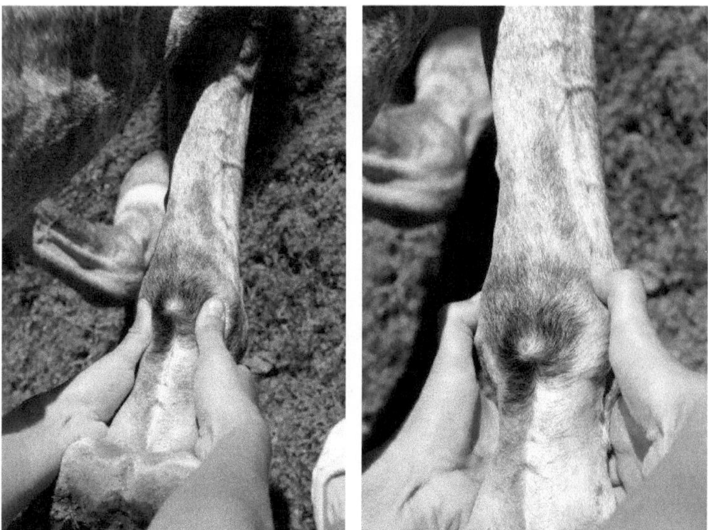

Palpación de sesamoideos: El miembro se sujeta rodeando la cuartilla con los dedos de ambas manos por su cara dorsal. Se aplican ambos pulgares sobre la porción basal de los sesamoideos y se empujan suavemente hacia proximal, al tiempo que se imprimen leves movimientos de la articulación del nudo. Luego sobre su porción apical, se ejerce una ligera compresión hacia medial.

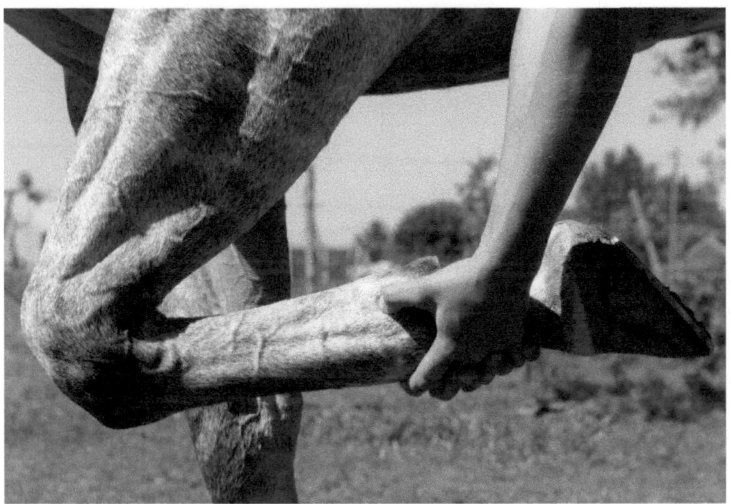

Vista lateral de la exploración de la superficie abaxial de los sesamoideos proximales

A continuación, mediante palpación presión a punta de dedo se recorre la inserción de la cápsula articular del nudo, buscando sensibilidad.

La amplitud articular, se evalúa sosteniendo al miembro por la caña e imprimiendo movimientos pasivos de pronación, supinación y lateralidad, desde el casco[14].

Para evaluar los movimientos de extensión y flexión pasiva, se lleva la cuartilla hacia abajo y hacia arriba, provocando la máxima extensión y flexión posible.

---

[14]Se deberá considerar que en este momento, también se estarán ejecutando los movimientos de las articulaciones interfalángicas, pero como ya han sido exploradas se ha descartado la presencia de dolor en ellas. En caso contrario, los movimientos deberán imprimirse desde la cuartilla

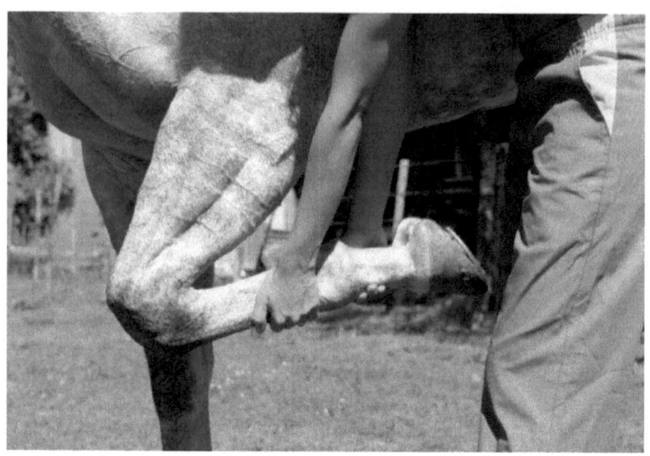

Extensión pasiva del nudo

La exploración del nudo concluye con la flexión forzada del mismo seguida de su evaluación funcional. Para efectuar esta maniobra, el clínico se coloca mirando hacia caudal por delante del miembro a explorar ya elevado, apoyando el carpo sobre su pierna y manteniendo la verticalidad de la caña. Luego, se sujeta con ambas manos la cuartilla por su superficie dorsal y se ejecuta la flexión forzada del nudo por un lapso de 30 segundos. Pasado ese tiempo, se libera el miembro e inmediatamente, se hace trotar al animal para observar la aparición de claudicación o su exacerbación.

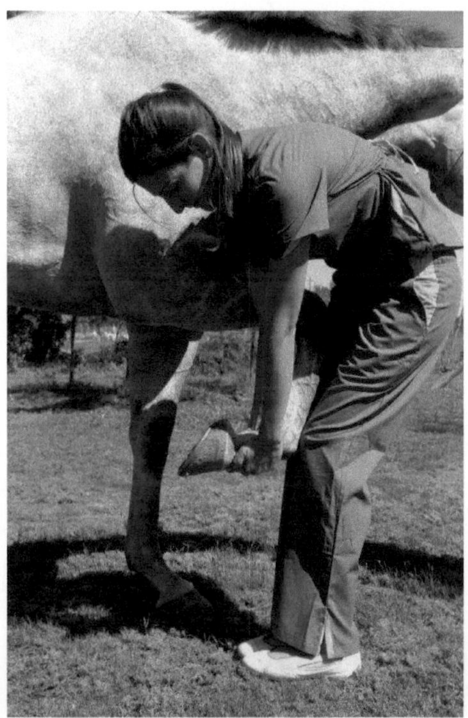

Flexión forzada del nudo

Examen de la caña

Su inspección se realiza con el miembro en apoyo en busca de deformaciones, tanto sobre su cara dorsal (sobrecaña, fractura por stress), como en su cara posterior (la inflamación de la cuerda modifica la superficie plana de la caña posterior a una convexa o abombada).

Sobre la cara medial o lateral se busca la presencia de exostosis intermetacarpiana.

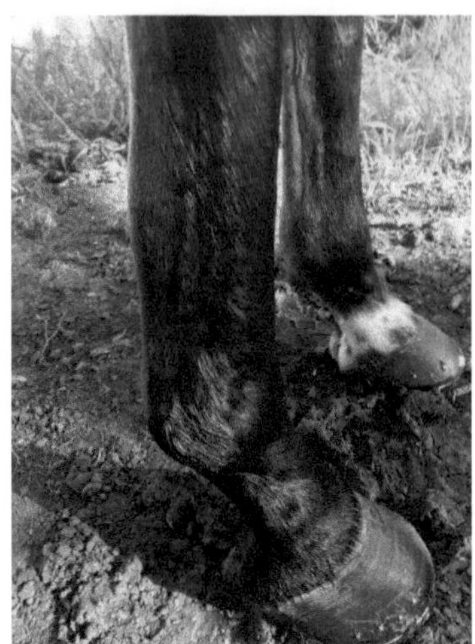

Tenosinovitis

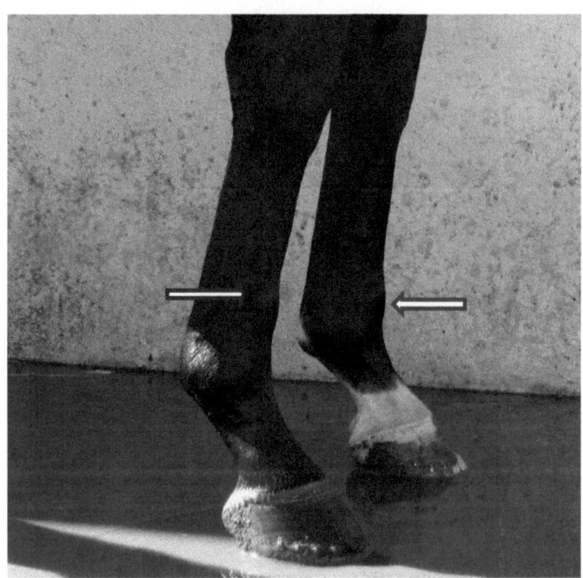

Miembro anterior derecho: Tenosinovitis focalizada en extensor de las falanges. Miembro anterior izquierdo: efusión sinovial con presencia de fragmentos osteocondrales en articulación del nudo.

El tercer metacarpiano se palpa con el miembro en apoyo, empleando simplemente el roce de los dedos sobre la piel de la caña, desde proximal a distal, en busca de puntos de dolor. El animal sustrae abruptamente el miembro de la maniobra.

Si durante el ejercicio de esta maniobra, la interpretación de la respuesta obtenida es incierta, se sustrae el apoyo del miembro contralateral, mientras que el miembro explorado es mantenido en apoyo, para percutir digitalmente su caña con intensidad creciente.

De este modo, se exacerbará la respuesta del animal en caso de existir dolor en la región.

En los animales jóvenes, es frecuente encontrar puntos de sensibilidad dolorosa en relación a áreas de periostitis metacarpiana y/o fractura por stress.

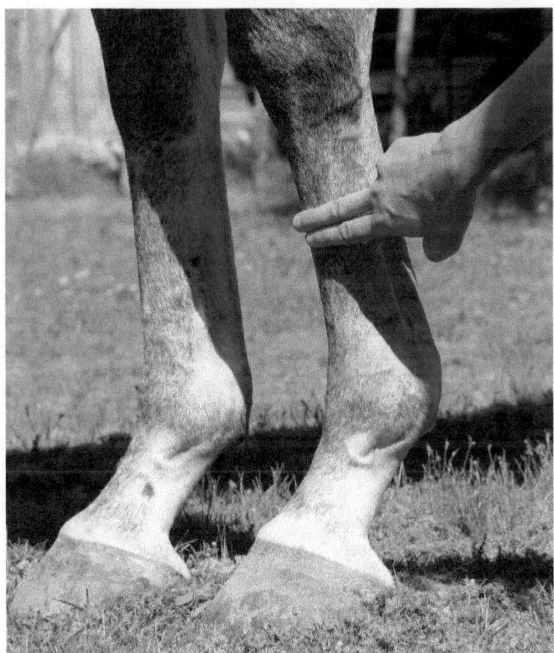

Palpación digital de la superficie dorsal del tercer metacarpiano

Luego el miembro es elevado para palpar su superficie palmar.

La palpación de la cuerda (tendón del músculo flexor digital superficial y profundo) se realiza por deslizamiento, mientras que la palpación de la entrecuerda (ligamento suspensor del nudo), se ejerce a punta de dedo con los pulgares, en busca de dolor, deformaciones o adherencias.

El ligamento frenador distal (LFD) se une al tendón del flexor digital profundo (TFDP) sobre el tercio medio de la superficie palmar del 3º metacarpiano. La respuesta dolorosa a la palpación del TFDP en este punto indica lesión del mismo.

También se palparán el 2º y 4º metacarpiano, en busca de calor y dolor.

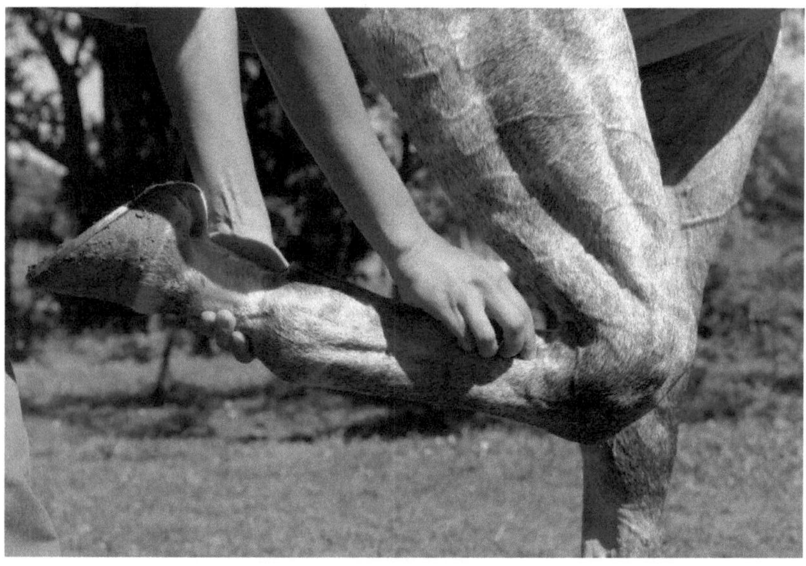

Palpación de los tendones flexores superficial y profundo del dedo (Cuerda). El nudo se mantiene en ligera flexión, de forma tal que se puedan identificar por separado ambos tendones.

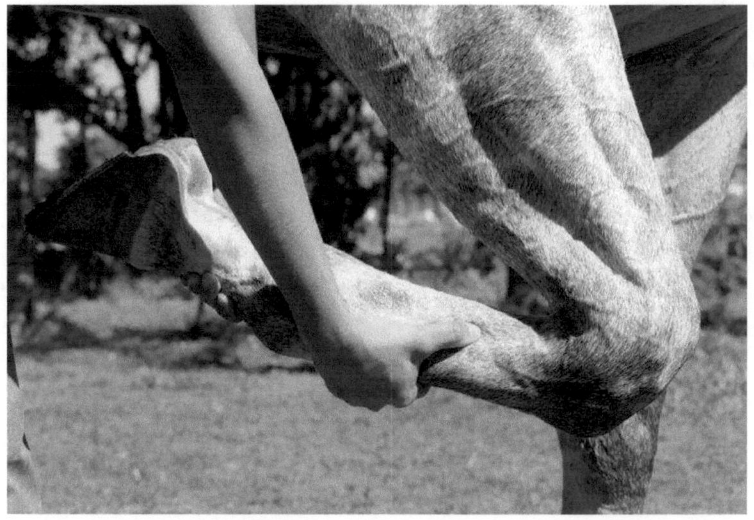

Evaluación del carpo

Tras su inspección, se realiza palpación presión a punta de dedo, ubicando el carpo en semiflexión. Esta maniobra debe abarcar el examen de cada hueso carpiano con el objeto de detectar la presencia de fragmentos óseos o dolor.

La ubicación del tendón del músculo extensor carporradial, aportará un buen punto de referencia anatómico para la identificación de los mismos, ya que los huesos carpianos que se localizan medialmente a dicho tendón incluyen al hueso carpo radial, y 3° carpiano, mientras que lateralmente al tendón, se ubican el hueso carpo intermedio y carpo cubital en la fila proximal y el borde lateral del 3° y 4° carpiano en la fila distal.

Esta palpación es muy importante, ya que cada una de sus carillas articulares se comprometen en un mecanismo de amortiguación distinto.

Deberá palparse la línea articular de la articulación radiocarpiana y carpometacarpiana, incluyendo la cara caudolateral de la porción distal del radio, ya que en la misma se podrá apreciar algún grado de tensión en el canal carpiano.

A continuación y manteniendo el carpo en semiflexión, se sujeta el miembro por el tercio medio de la caña con el fin de ejecutar los movimientos pasivos de flexión, extensión, abducción y aducción, en busca de sensibilidad dolorosa o limitación funcional.

La flexión forzada del carpo se realiza aproximando la superficie flexora del metacarpo (cara palmar) al antebrazo de forma tal, que la cara volar de la caña, nudo y carpo tomen contacto con el antebrazo durante un lapso de 30 segundos.

Su finalidad radica en identificar una respuesta de sensibilidad dolorosa durante el ejercicio de la maniobra o, evidenciar la aparición o exacerbación de claudicación durante la valoración funcional posterior.

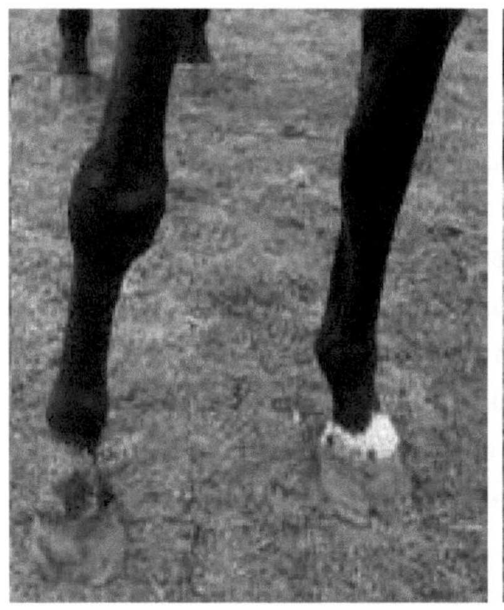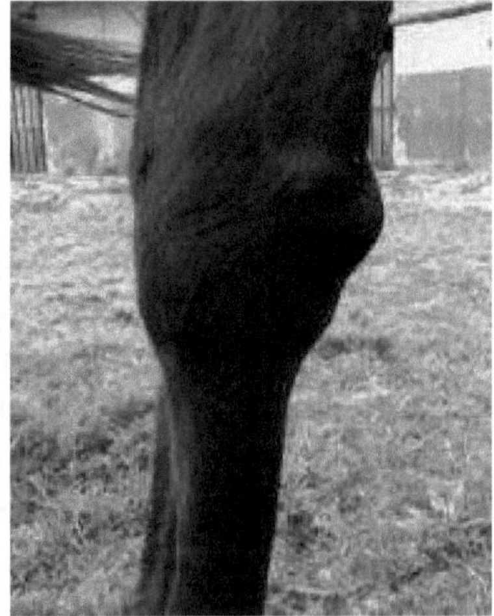

Inspección del carpo. Carpitis del Miembro anterior derecho.

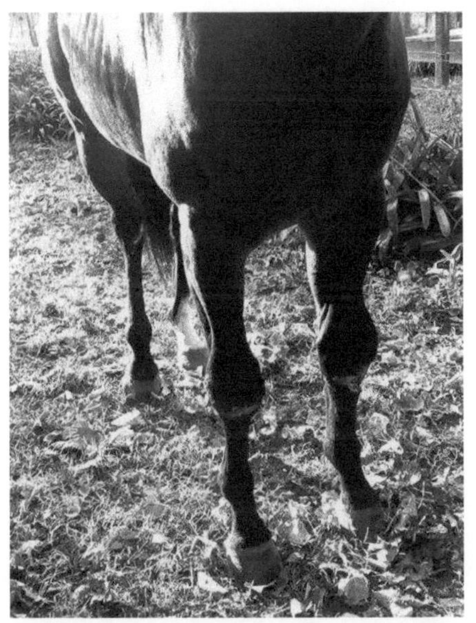

Inspección del carpo. Artrosis carpiana bilateral con señales cutáneas del cáustico que le fue aplicado.

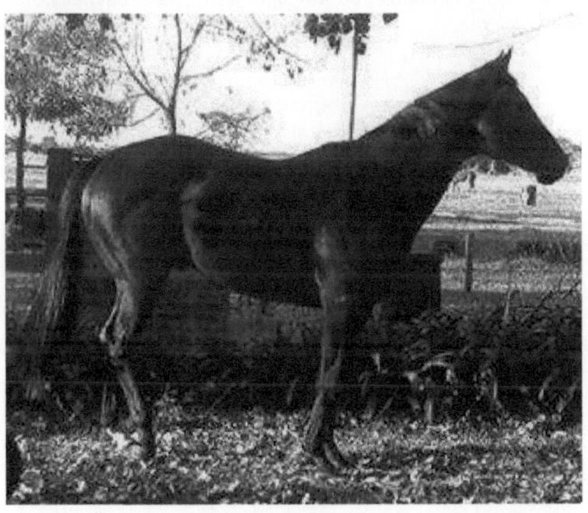

Actitud postural de un animal con afección carpal El carpo se mantiene en ligera semiflexión.

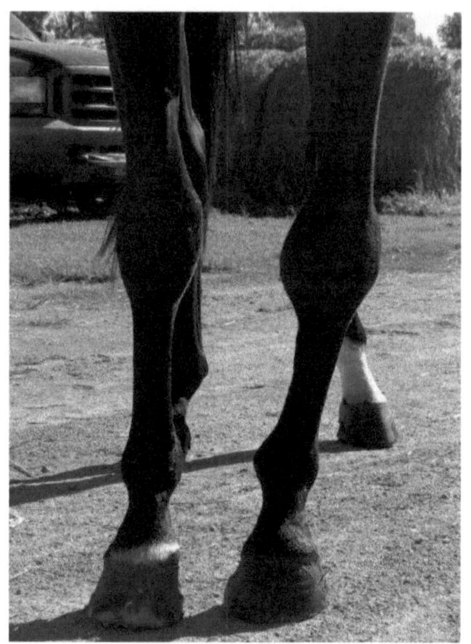

Actitud postural de un equino con anquilosis carpiana. Los ejes óseos proximales al carpo se abducen mientras que los ejes óseos distales al carpo se aducen. El peso corporal recae sobre la cara externa del pie, dando lugar a un casco asimétrico.

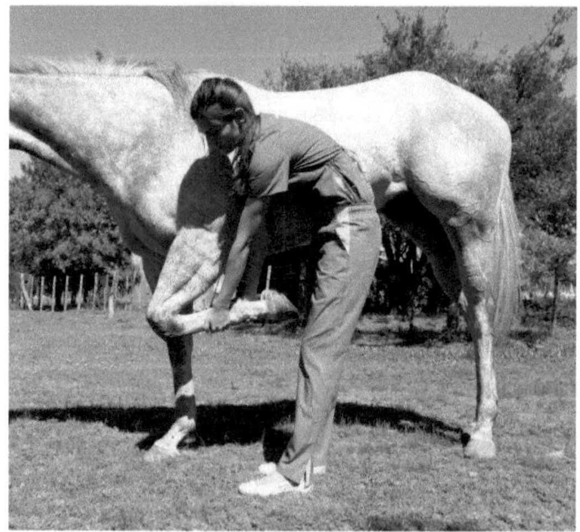

Flexión pasiva del carpo

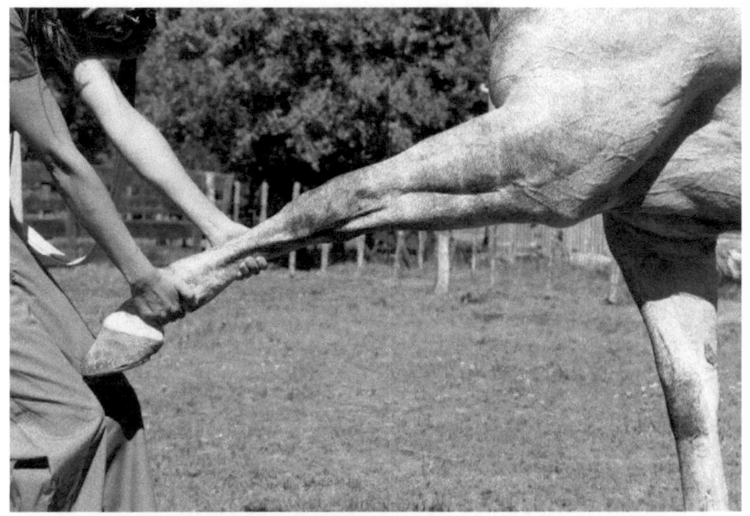

Extensión del Carpo

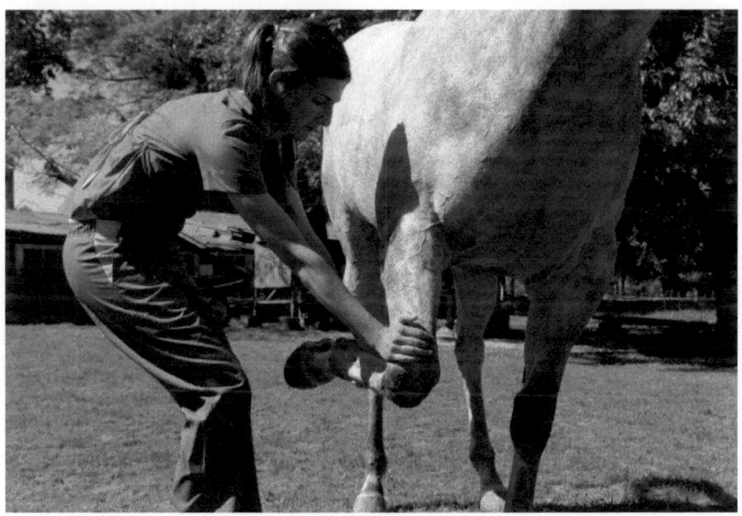

Abducción del Carpo

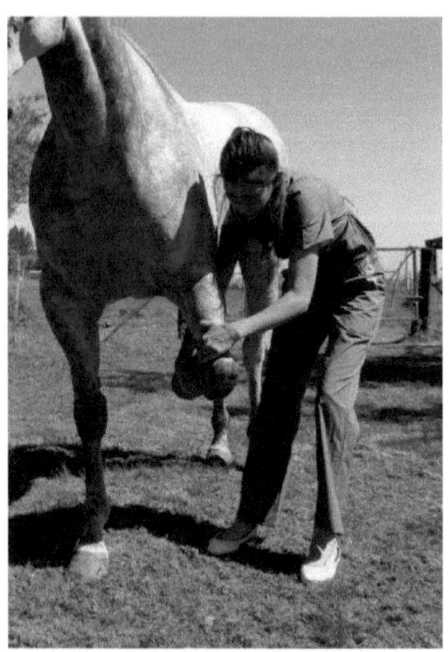

Aducción del Carpo

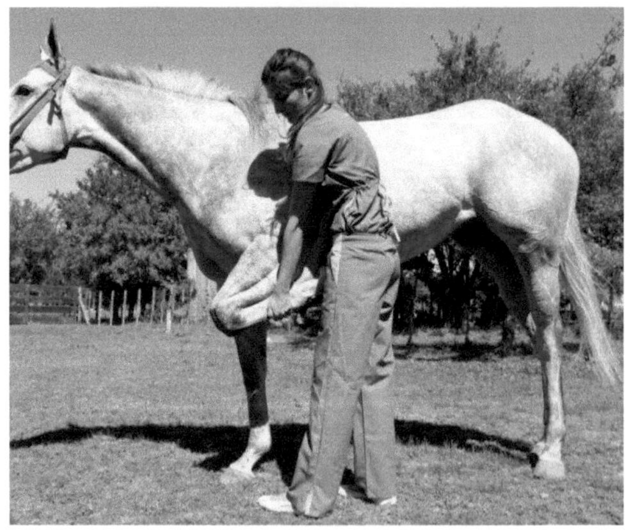

Flexión Forzada del Carpo

Examen del antebrazo

La exploración del antebrazo, abarca la palpación superficial a mano llena de las masas musculares de la región, obteniendo datos sobre su tono y consistencia.

La búsqueda de sensibilidad dolorosa se realiza a nivel de la "brida radial", sujetando el miembro por la caña y colocando el carpo en semiflexión.

Se palpará a punta de los dedos índice, medio, anular y meñique, la cara interna del radio, a la altura de su tercio medio, entre el espejuelo y la axila.

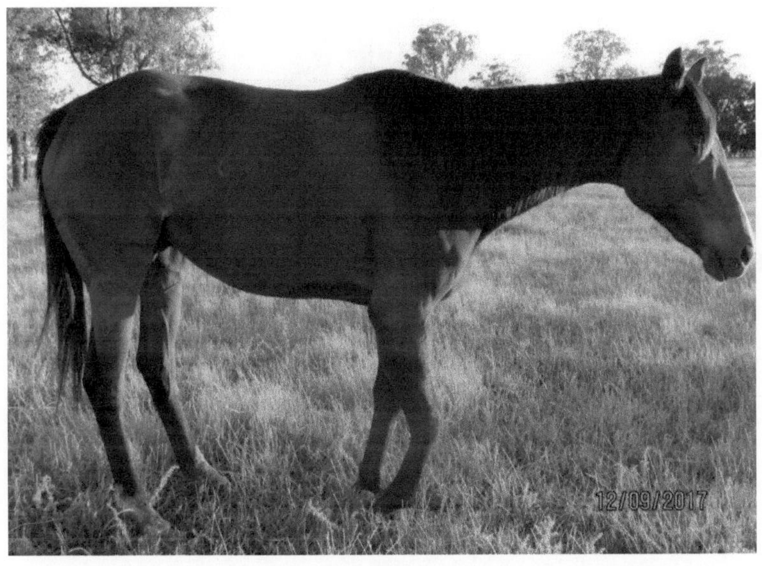

Actitud Postural de un equino con fractura de radio miembro anterior derecho

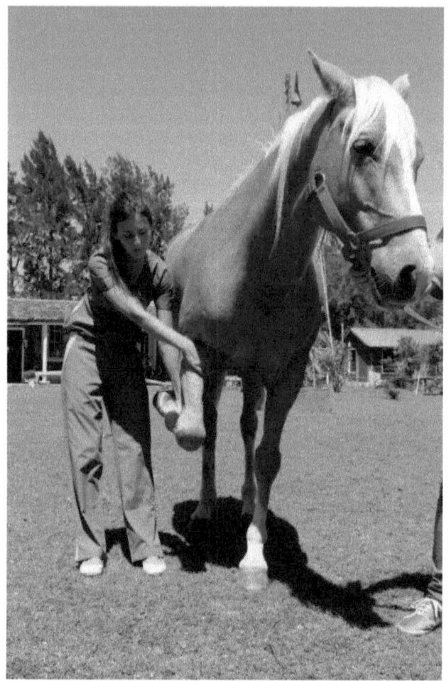

Palpación de la brida radial

Evaluación del codo, brazo y espalda

Estas tres regiones se exploran en conjunto, y fundamentalmente la atención recae sobre las articulaciones húmero radio cubital y escapulo humeral, las cuales se evaluarán mediante manipulación articular.

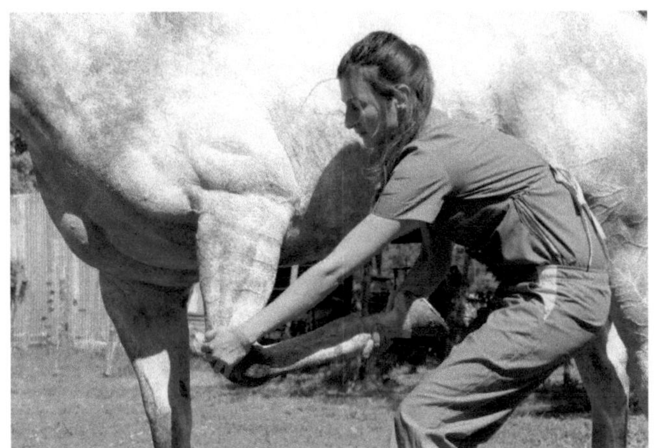

Flexión escapulo humeral/ extensión humero radio cubital. El miembro es elevado y traccionado hacia atrás.

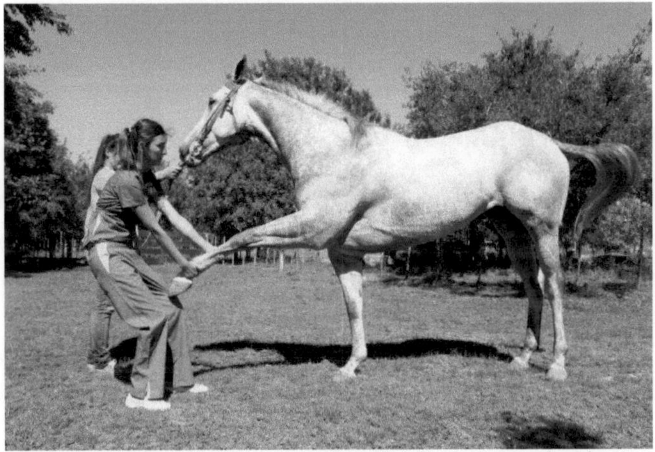

Extensión escapulo humeral/ flexión humero radio cubital. El miembro es elevado y traccionado hacia arriba y adelante.

De existir dolor, el animal acompañará con su cuerpo al movimiento del miembro.

La exploración de la espalda culmina con la inspección y palpación de sus relieves musculares. La presencia de edema no se evidencia en el caso de traumatismos en la zona, en cambio, la atrofia muscular por dolencias o claudicaciones de curso crónico, es evidente en las grandes masas musculares de la región.

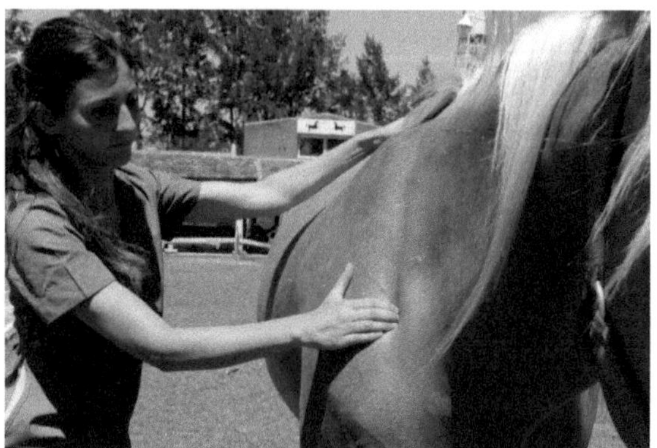
Palpación de relieves musculares

PRUEBAS ESPECIALES PARA EL MIEMBRO ANTERIOR

Las pruebas especiales o test de intensificación, consisten en la aplicación forzada y sostenida de diversas fuerzas (presión, flexión o extensión) sobre una articulación, estructura ligamentosa o tendinosa para luego, proceder a evaluarla funcionalmente.

Constituyen una herramienta de ayuda para localizar o confirmar el asiento anatómico del problema en aquellos casos donde no ha sido posible a partir del examen físico.

Prueba o reacción de Lungwitz

Es un test de extensión forzada, que tiene por objeto evaluar la integridad del aparato podotroclear.

Se utiliza una cuña de madera de 18 - 20° de inclinación, sobre la cual se apoya el miembro problema durante 30 segundos. Esta angulación en el plano de apoyo, produce una hiperextensión del tendón del músculo flexor digital profundo, el cual actúa presionando la bolsa podotroclear y el hueso navicular.

Pasado ese lapso, se realiza una evaluación funcional del miembro, haciendo trotar al animal en línea recta.

Si alguna de estas estructuras está afectada:

- El animal no acepta la cuña y se resiste a apoyar el miembro en ella.
- El animal se resiste a elevar el miembro anterior contralateral o se niega a adoptar una posición forzada.
- El animal acepta la cuña pero durante la evaluación funcional, el miembro presenta claudicación o, en caso de existir claudicación previamente a la prueba, ésta se manifiesta con mayor intensidad.

Durante la interpretación de esta prueba, deberá tenerse en cuenta que esta maniobra también provocará la extensión de las articulaciones interfalángica distal y proximal.

Otra utilidad que puede darse a esta cuña, es a partir del apoyo asimétrico del casco sobre la misma, se somete a tensión los ligamentos colaterales de la articulación interfalángica distal lateral y medial en forma alterna.

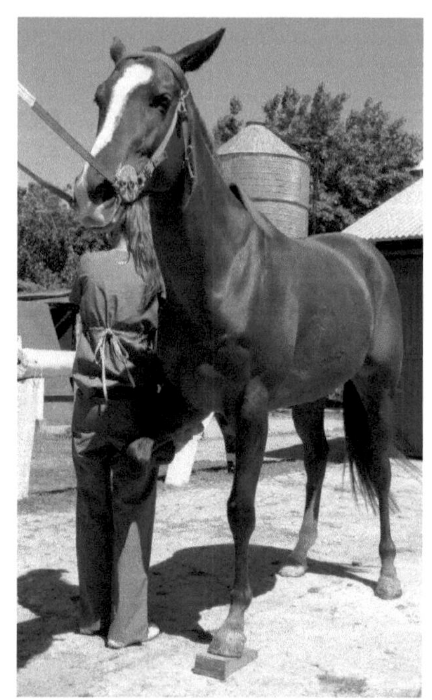

Prueba de Lungwintz

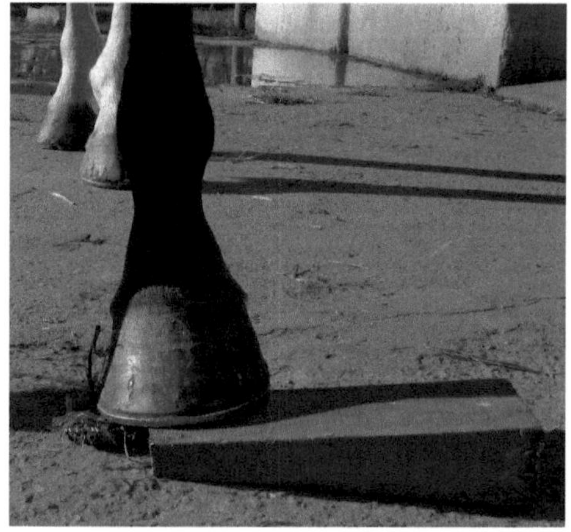

Examen del ligamento colateral medial

EXPLORACIÓN DEL MIEMBRO POSTERIOR Y COLUMNA DE LOS EQUINOS

Debido a la función propulsora que posee el tren posterior en el desarrollo de la marcha, se deberá explorar con especial atención la integridad de aquellas estructuras involucradas activamente en la generación de movimiento[15]. La finalidad de esta exploración, radica en poner en evidencia la presencia de cualquier afección que conlleve a la falta de propulsión, una de las principales causas de baja performance en caballos deportivos.

De las afecciones más comunes, se estima que alrededor de un 80% de los problemas del tren posterior toman asiento en la articulación tibiotarsal, y dada su importancia funcional en la generación del impulso del cuerpo durante la marcha, es la articulación más frecuentemente explorada mediante métodos físicos y complementarios.

El examen físico del miembro posterior del equino hasta la caña, se realiza de manera similar al miembro anterior, razón por la cual se describirá a continuación, la secuencia exploratoria desde la articulación del tarso hacia proximal.

Exploración del tarso

La inspección del tarso permitirá evaluar su conformación[16], así como la presencia de deformaciones (taras duras o blandas) o anquilosis articular[17].

Las deformaciones observadas en la región del tarso se clasifican en taras duras o blandas. Las taras duras indican la presencia de exostosis en sitios de inserción ligamentosa. La variedad de exostosis observada a esta altura es la

---

[15]La generación de movimiento principalmente queda a cargo de la palanca tibiotarsal, junto al accionar de la palanca lumbosacra y la contracción activa de la masa glútea e isquiotibiales.

[16]Entendida como la longitud de sus ejes óseos y angulación

[17] Privación completa de la movilidad articular.

expresión directa de que el tarso constituye el centro de presión por excelencia del miembro posterior.

Olhagaray, clasifica las taras observadas en la región del tarso, de acuerdo a su origen, ubicación y su posible incidencia en la biomecánica de la región.

Taras Duras

Corva: Deformación dura correspondiente a una exostosis ubicada en el maléolo medial de la tibia, sitio de inserción del ligamento colateral interno. En líneas generales, su ubicación no afecta el libre movimiento de la articulación tibiotarsal.

Jarde: Deformación dura correspondiente a una exostosis ubicada en el extremo plantaro-distal del tarso, debajo del pasaje del tendón del flexor digital superficial. Por su ubicación dificulta la funcionalidad del flexor superficial, situación que se acompaña de claudicación.

Esparaván: Deformación dura en la región ínfero-interna del tarso correspondiente a una exostosis ubicada en la región del hueso cuneano, debajo del tendón cuneano. Por su ubicación dificulta la funcionalidad del tendón, situación que se acompaña de claudicación.

Jardón o Falso Esparaván: Deformación dura en la región ínfero-externa del tarso correspondiente a una exostosis ubicada en el maléolo lateral de la tibia, en correspondencia a la inserción del ligamento colateral externo tarsiano.

Taras Blandas

Esparaván Sanguíneo: Deformación blanda correspondiente a procesos varicosos de la vena safena interna.

Esparaván Blando: Deformación blanda en la región ínfero-interna del tarso, correspondiente a tenosinovitis de la rama cuneana del tibial craneal.

Falso Jarde: Deformación blanda ubicada en el extremo plantaro-distal del tarso, correspondiente a tenosinovitis del tendón flexor digital superficial.

Agrión: Deformación blanda ubicada en el vértice de la tuberosidad calcánea.

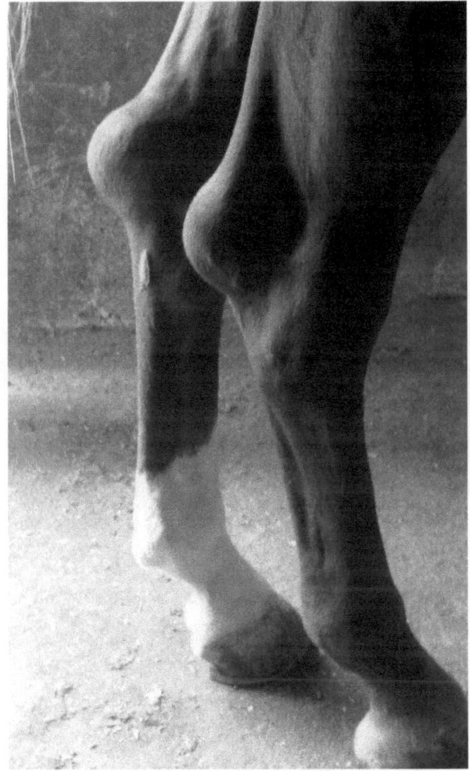

Bursitis calcánea. (Agrión)

Hidrartros*:* Distención de fodo de saco tibiotarsal. Se acompaña de claudicación.

La palpación, se realiza con el miembro ya elevado y sujeto desde su pinza por la mano derecha del clínico, ubicando el tarso en semiflexión. Con la mano izquierda libre, se obtendrán datos sobre la integridad, consistencia y sensibilidad de la superficie medial de la articulación del tarso y la zona de la bolsa cuneana (en el trayecto del tendón medial del músculo tibial craneal) mediante palpación presión a punta de dedo índice.

A continuación se explora por palpación presión digital, la cara posterior del rudimentario medial, con el dedo pulgar.

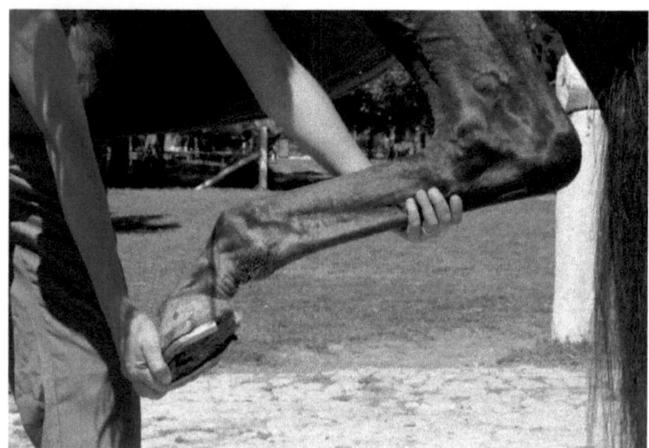

Palpación a punta de dedo pulgar del rudimentario medial

La superficie lateral, se explora sujetando el miembro elevado con la mano izquierda, y se realiza la palpación con la mano derecha.

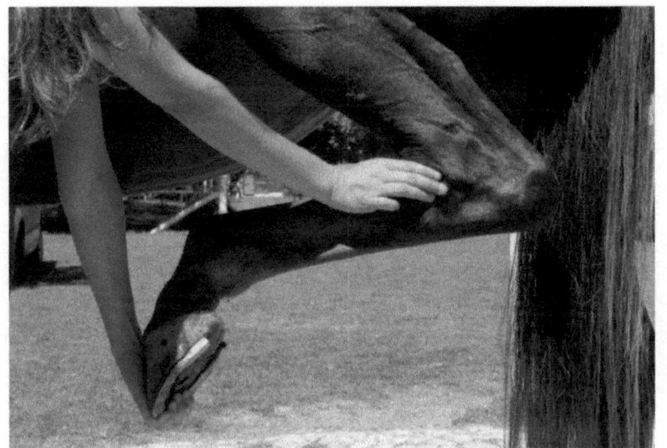

Palpación de la superficie lateral del tarso

Esta palpación se continúa gradualmente a la presión empleando el dedo pulgar, para evaluar la cara posterior del rudimentario lateral.

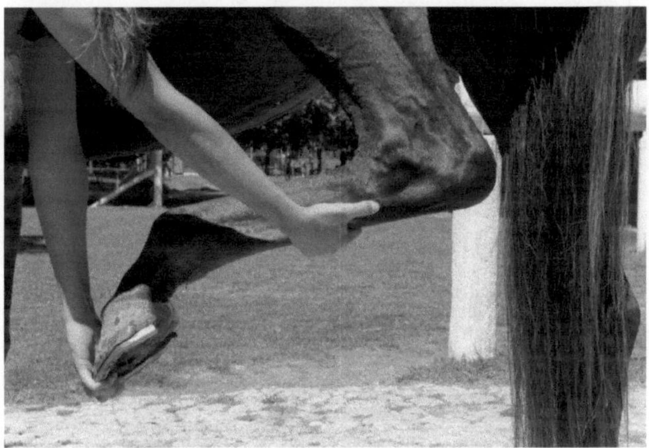

Palpación a punta de dedo pulgar rudimentario lateral

Luego se coloca la mano sobre la superficie plantar del calcáneo, para evaluar mediante palpación presión el ligamento plantar.

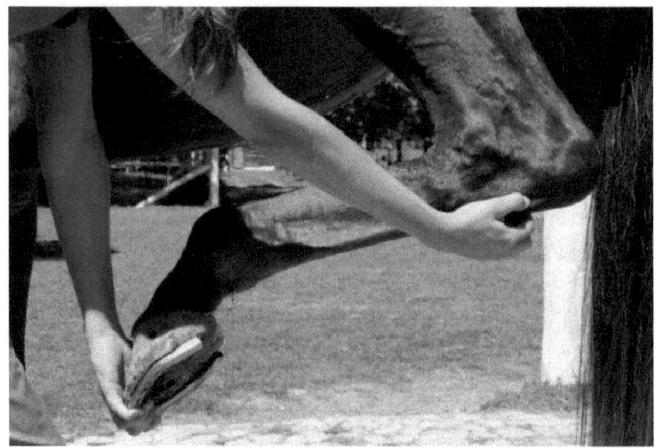

Palpación del ligamento plantar, entre tendón del flexor digital superficial y calcáneo

El tendón de Aquiles se palpa en busca de engrosamientos, nódulos, etc., así como la inserción del peroneo tertius, en el extremo proximal del gran metatarsiano.

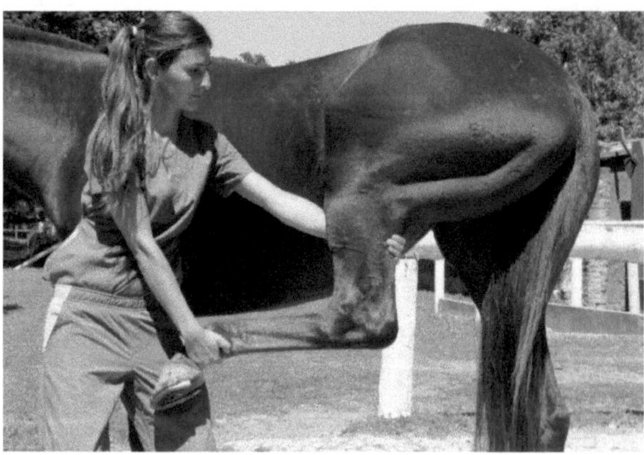

Palpación de tendón de Aquiles

El examen concluye con la evaluación de los movimientos pasivos de la articulación del tarso (extensión y flexión), los cuales se imprimen a partir de la caña.

La extensión del tarso debería provocar la extensión de la rodilla por el aparato recíproco. Si ésta acontece en forma independiente, dando lugar a relajación del tendón de Aquiles, se debe pensar en ruptura del peroneo anterior.

Finalmente se deberán imprimir presión desde el extremo proximal de los metatarsianos rudimentarios y articulación tarso metatarsiana, para evaluar la presencia de sensibilidad dolorosa (Test de Churchill).

En el caso de manifestar dolor, habrá abducción del miembro con ligera extensión del tarso.

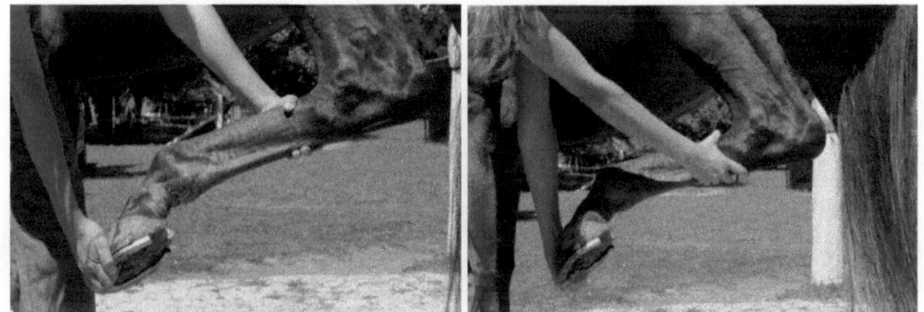

Examen de la articulación tarsometatarsiana (test de Churchill)

La flexión forzada del tarso se desarrollará en el apartado de pruebas especiales del miembro posterior.

Exploración de la pierna

Mediante inspección se evaluarán las deformaciones que puedan existir. La palpación revelará las características de dichas alteraciones, en términos de consistencia, movilidad y si se acompañan o no de dolor.

Exploración de la articulación femoro tibio rotuliana

A la inspección podrá observarse la presencia de derrame articular, el cual provocará distensión entre los ligamentos rotulianos. La palpación efectuada a punta de dedo pulgar entre los ligamentos patelares lateral, medio y medial, permitirá determinar en caso de derrame articular, el grado de distensión.

La palpación de la patela se realiza en busca de inflamación, dolor peripatelar, crepitación y desplazamiento.

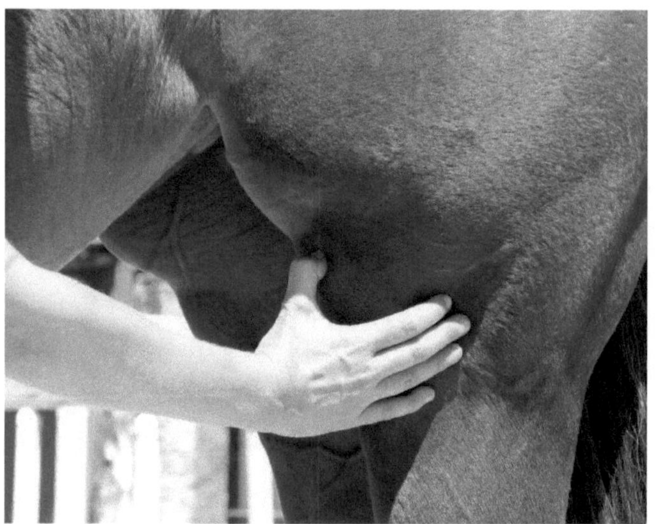

Palpación ligamentos rotulianos

La percusión con los nudillos sobre la cara medial y proximal de la tibia (cara medial de la cresta tibial), podrá realizarse en busca de sensibilidad dolorosa.

La evaluación del desplazamiento patelar, se realiza con la finalidad de identificar enganche rotuliano[18]. La técnica consiste en sostener entre el dedo pulgar e índice la base de la patela, para luego desplazarla hacia arriba y

---

[18] Esta condición acontece cuando el ligamento medial de la patela queda atrapado en la parte superior del labio medial de la tróclea femoral

lateralmente en un intento de enganchar el ligamento medial sobre la cresta troclear medial del fémur. Un animal sano, rechazará la maniobra intentando flexionar la articulación, mientras que un animal con un enganche rotuliano completo, no será capaz de flexionar su rodilla y al hacerlo deambular arrastrará el miembro manteniendo rodilla y tarso en extensión, nudo en flexión, apoyando sobre el piso, la cara dorsal de la muralla.

La flexión forzada de la articulación femoro tibio rotuliana, se realiza sujetando el miembro explorado por la porción distal de la tibia. Luego, se tracciona hacia atrás y arriba, tratando de alcanzar la máxima flexión de la articulación, la cual se mantiene por un lapso de 60 segundos, para luego proceder a su exploración dinámica.

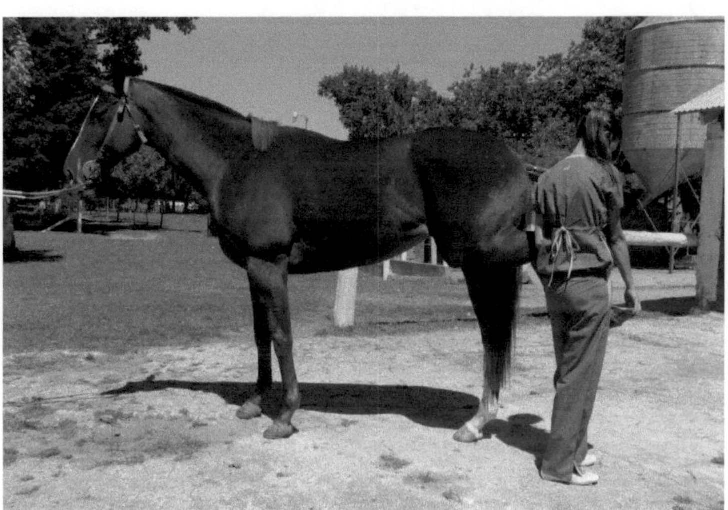

Flexión forzada de la articulación femoro tibio rotuliana

Exploración del muslo

La inspección de la región, se realiza observando la actitud estático-postural del animal así como la presencia de deformaciones.

Luego el clínico se coloca lateralmente al miembro a explorar, mirando hacia caudal, apoyando su mano la izquierda sobre la "punta del anca" y ejerce palpación presión con la punta de los dedos índice, medio y anular semiflexionados de su mano derecha sobre los isquiotibiales (semimembranoso y semitendinoso) y surco existente entre ambos músculos.

Se evaluará la presencia de dolor, volumen y consistencia de los planos conjuntivos, musculares y óseos.

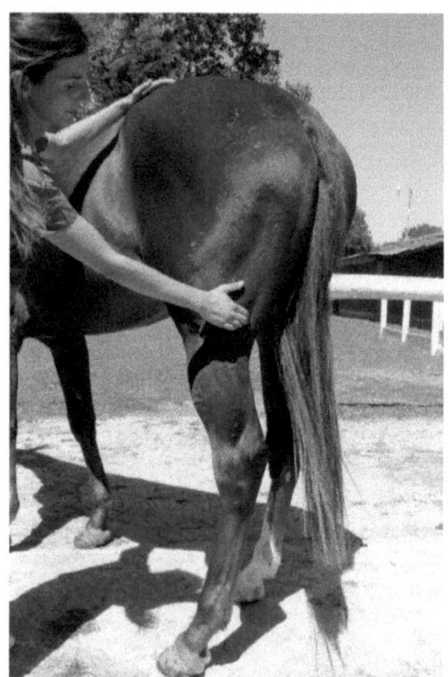

Palpación de semitendinoso y surco entre éste y bíceps femoral

Exploración de la articulación coxofemoral

Durante la estación, el miembro adoptará una postura recurrente manteniéndose en semiflexión, con apoyo en pinza.

A la marcha, la extensión del miembro está reducida en la enfermedad articular.

La marcha en pequeños círculos cerrados permite apreciar una cierta dificultad del miembro para su realización en casos de artrosis o fisuras que comprometen la superficie articular, al estar limitada la aducción del miembro problema.

La inspección local no aporta datos relevantes, dada la poderosa masa muscular que recubre esta región.

La palpación de la masa muscular permitirá detectar dolor por miositis, roturas o desgarros musculares consecuentes al intento del organismo por compensar el déficit biomecánico resultante de la enfermedad articular.

La manipulación articular, permitirá explorar los movimientos pasivos de flexión y extensión.

El clínico sujeta el miembro por la región de la caña, dirigiéndolo hacia atrás con el fin de lograr la extensión de la articulación coxofemoral. La lectura positiva resulta cuando el animal deja llevar su miembro, o bien, ejerce poca resistencia a la maniobra. De manera opuesta evaluará la flexión.

Exploración de la región glútea y sacra

La inspección permitirá identificar la presencia de deformaciones, así como asimetrías del anca que se correlacionen con atrofia muscular o la presencia de fracturas en el ángulo interno o externo del ilion.

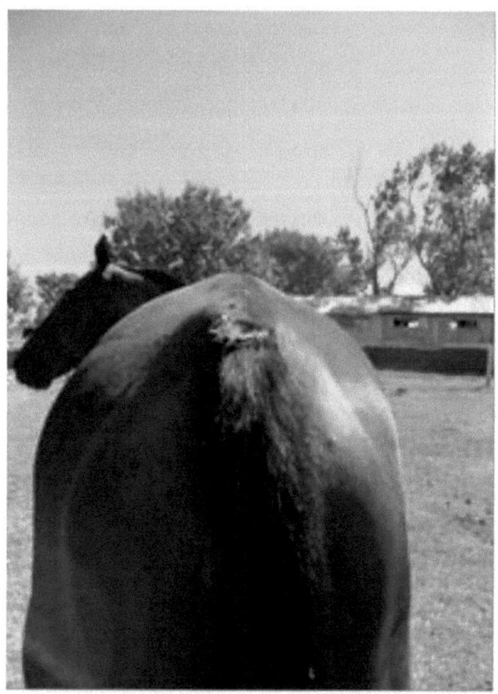

Atrofia bilateral de los glúteos

La palpación de las prominencias óseas, brindará datos sobre la presencia de dolor, crepitación. La palpación superficial a mano llena de los relieves musculares aportará información sobre la presencia de hematomas subcutáneos, hernias musculares, desgarros, miomas; mientras que la palpación profunda a punta de dedo permite detectar dolor por miositis aguda. El tono muscular normal es el de una semi contracción sostenida que le permita oponerse a su distensión (Olhagaray). La consistencia muscular tiende a ser firme en condiciones patológicas como el tétanos, envaradura, miositis pos esfuerzo y blanda en atrofia muscular por desuso o parálisis.

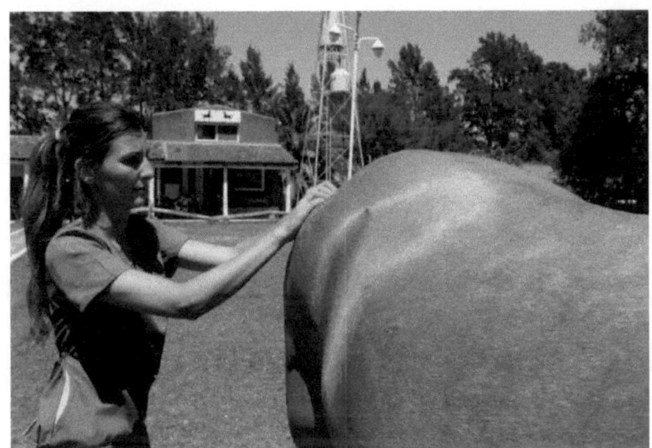

Palpación del glúteo superficial

Por tacto rectal se podrán evaluar los límites óseos en caso de sospecha de fracturas que interesen el cuello del ilion, piso pelviano o isquion, pudiendo a su vez, identificar los cabos de la fractura y sus desplazamientos.

Realizar la exploración rectal mientras se hace caminar al animal, puede ser útil para identificar crepitación y movimientos de los fragmentos óseos.

La articulación sacro ilíaca se examina a través de palpación presión, ya que esta articulación soporta gran cantidad de fuerza, al actuar como transmisora y moderadora del impulso del movimiento generado por la musculatura de la grupa. Por lo tanto, durante su palpación, el dolor suele ser común, manifestando el animal una flexión de ambos miembros posteriores, en un intento por liberarse de la maniobra.

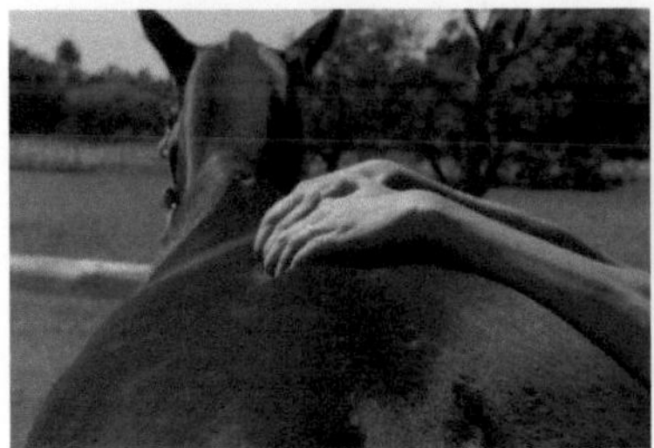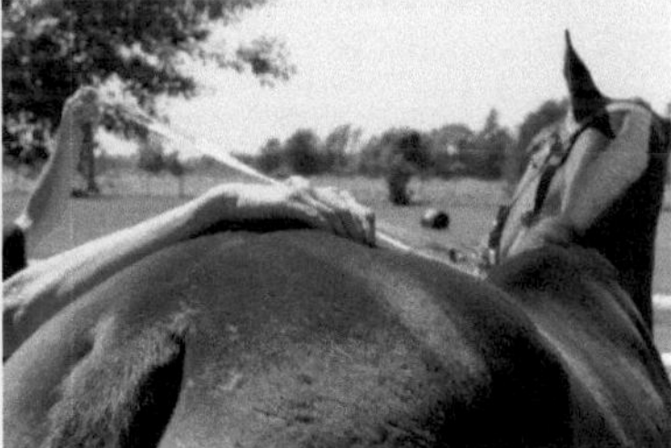

Evaluación de articulación sacroilíaca

111

Exploración de la columna vertebral

La inspección se realiza desde distintos ángulos con el objeto de evaluar el contorno muscular, en busca de atrofia o asimetrías y el alineamiento axial de la columna, detectando la presencia de desviaciones de su eje (lordosis[19], cifosis[20], escoliosis[21]) o de cualquier proceso espinoso particularmente prominente o deprimido.

La palpación por deslizamiento se realiza con los dedos índice y pulgar, sobre la línea media dorsal, valorando cada proceso espinoso, transverso y al músculo dorsal largo, desde la cruz hasta la base de la cola, con la finalidad de localizar aquellas áreas que presenten sensibilidad dolorosa.

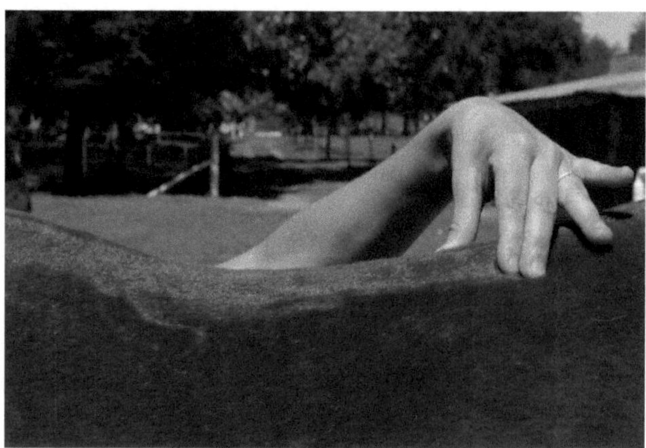

Palpación de columna

---

[19] La lordosis se presenta como un dorso largo con una concavidad muy marcada. Esta condición dificulta la transmisión del impulso propulsor generado por el tren posterior, el cual pierde potencia porque el dorso no se encuentra recto, dando lugar a la presencia de fatiga temprana.

[20] La cifosis o dorso en carpa, se presenta como un dorso convexo, poco flexible que dada la proximidad que permite entre los miembros anteriores y los posteriores son frecuentes las interferencias de la marcha (caballos que se alcanzan o forjan).

[21] La escoliosis o dorso con desviación lateral, generalmente obedece a padecimientos de carácter crónico del tren posterior, con atrofia muscular unilateral.

Esta evaluación también puede realizarse ejerciendo presión firme mediante el empleo de un objeto de punta roma.

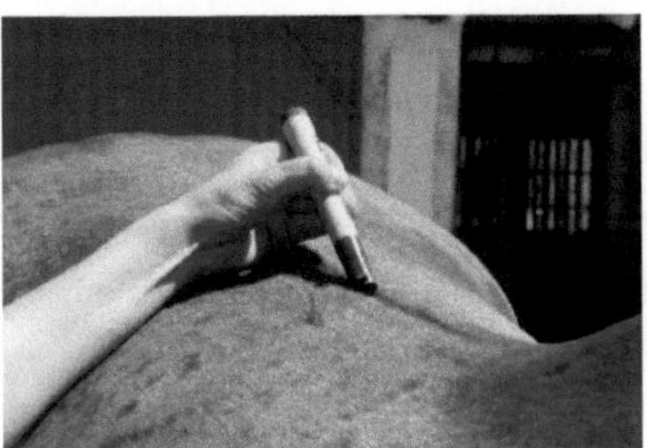

Palpación presión mediante el empleo de un objeto de punta roma

De presentar dolor toracolumbar, el animal manifestará una ventroflexión en respuesta a la maniobra, mientras que si el dolor toma asiento en la región sacra caudal, manifestará una dorsiflexión de la columna en respuesta a la presión de la zona álgida.

La presencia de dolor en los músculos largos dorsales se manifestará por el arqueamiento o flexión lateral del animal en sentido opuesto al hemitórax dónde se esté realizando la maniobra.

Las pruebas de flexión y extensión cervical, torácica, toraco-lumbar y lumbo-sacra, se realizan para evaluar su flexibilidad, dado que la presencia de dolor provoca rigidez y espasmo muscular en toda la columna, limitando la flexibilidad y biomecánicamente fallan los procesos de transmisión del movimiento a través de la misma.

PRUEBAS ESPECIALES PARA EL MIEMBRO POSTERIOR

Test de flexión forzada del tarso. Prueba de Hering o del Esparaván

Esta prueba consiste en levantar el miembro posterior, sujetándolo desde la pinza, de tal forma que la caña permanezca paralela al suelo, casi en contacto con el flanco, quedando la cuartilla y el nudo en extensión, mientras que el tarso es mantenido en flexión durante un lapso determinado, para luego hacer trotar al animal.

Una respuesta positiva a la prueba es la evidencia de claudicación (no detectada previamente) o bien, la claudicación preexistente se exacerba en los primeros pasos posteriores a la flexión.

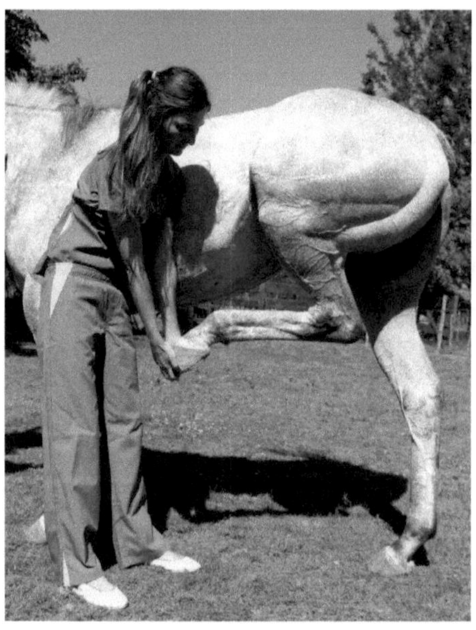

Prueba de Hering

De acuerdo al tiempo que se ejerce la flexión se diferencian dos tipos de pruebas:

1) *Prueba rápida*: Flexión forzada durante 30 segundos.

Se considera positiva en caso de lesión de la articulación coxo femoral o femoro tibio rotuliana (articulaciones altas).

2) *Prueba lenta*: Flexión forzada durante 60 segundos.

Se considera positiva en caso de que la lesión asiente a nivel de la región del tarso.

Esta maniobra imprime presión sobre las articulaciones coxofemoral, femoro-tibio- rotuliana, metatarso-sesamoideo-falangeana y interfalangianas del miembro explorado, y además, provoca una carga extra de peso al miembro contralateral en apoyo, razón por la cual, el resultado obtenido puede ser dudoso.

Por lo tanto, se deberá tener en cuenta el efecto de carga extra que experimenta la extremidad contralateral en apoyo, situación aplicable a todas las pruebas de intensificación.

De ello se deduce, que el resultado de la prueba puede incluso determinar un aumento de claudicación del miembro contralateral, denotando la existencia concomitante de un problema de apoyo de ese miembro o bien, que la claudicación manifiesta es consecuente a la presencia de dolor sacro ilíaco e inestabilidad pélvica.

Prueba de Hertwig

Consiste en ejercer presión en la región distal del tarso y metatarsiana proximal a partir de la colocación de una venda apretada, para posteriormente observar el animal a la marcha. En casos de dolor consecuente a osteoartritis del tarso, se agrava el trastorno funcional.

Prueba de Bassi

Dado que los animales que presentan dolor en la región del tarso tienden a posicionar durante la estación su miembro en situación abducida. Esta prueba intenta someter a presión la región colocando el miembro en situación de aducción, la cual resultará dolorosa en aquellos animales que presenten lesión en la región del tarso, coxitis o gonitis.

BLOQUEOS DIAGNÓSTICOS

Los bloqueos diagnósticos constituyen un componente importante en la valoración de las claudicaciones equinas, principalmente en aquellos casos en donde el sitio de dolor (locus dolentis) es incierto o no ha sido detectado a partir del examen físico completo[22] (claudicación oscura[23]).

En estos casos, la inoculación de anestésicos locales como lidocaína, bupivacaína o mepivacaína, en forma perineural (tronculares, en anillo o regionales), intrasinovial (articulaciones, vainas tendinosas, bursas sinoviales) o local (bloqueo directo del sitio de dolor aparente), permitirá desensibilizar temporalmente segmentos específicos de la extremidad, con el fin de delimitar la región o área dolorosa del miembro claudicante.

El bloqueo de las diferentes regiones del miembro problema podrá realizarse una vez que el animal esté correctamente sujeto. El clínico puede valerse del uso de una mordaza[24]. Se debe lavar la piel y pelo de la región para eliminar restos de barro, arena, viruta o bosta. Finalmente, se debe desinfectar la zona de inoculación con un antiséptico (iodo povidona jabonosa o clorhexidina y alcohol).

La secuencia de bloqueo perineural comenzará por la región del pie para avanzar hacia el punto más proximal del miembro explorado, ya que de proceder de modo contrario, es factible interferir posteriormente con la analgesia distal. Por el contrario, las infiltraciones intrasinoviales, pueden iniciarse proximalmente, de acuerdo a la sospecha clínica.

Los bloqueos de las regiones distales, se realizan con la extremidad sujeta en elevación, mientras que los efectuados en las regiones proximales o algunos

---

[22] El examen físico completo, hace alusión a que se han efectuado las maniobras semiológicas pertinentes, incluyendo pruebas especiales.

[23] Frente a una claudicación oscura es posible identificar por inspección estática y dinámica cuál es el miembro problema, pero a partir de las maniobras de palpación, examen de amplitud articular y pruebas especiales realizadas sobre las diferentes regiones del mismo, no es posible evidenciar con certeza el asiento del problema.

[24] La sujeción química será el último recurso a considerar dado que puede interferir en la interpretación del bloqueo.

bloqueos intrasinoviales distales de la extremidad, requieren del apoyo del miembro, siendo necesario mantener en elevación la extremidad opuesta.

El punto de inoculación es abordado sólo con la aguja, para luego, acoplar la jeringa e inyectar el volumen de anestésico necesario (de 1 a 5 ml de acuerdo a la región bloqueada).

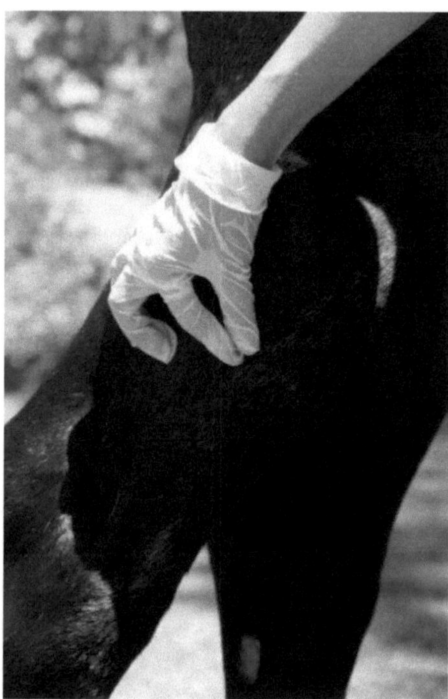

Punto de inoculación perineural del peroneo

Luego de cada inoculación, se deja actuar el medicamento[25] (1º lectura a los 5 - 7 minutos[26], 2ª lectura a los 10 minutos y 3ª lectura a los 15 minutos), y se realiza la evaluación funcional del área explorada.

---

[25] La eficacia del bloqueo perineural podrá ser corroborada mediante la evaluación de la sensibilidad cutánea, ejerciendo presión con un objeto romo distalmente al punto de inoculación. La eficacia intrasinovial sólo se comprobará por la obtención de una respuesta positiva en la evaluación funcional.

[26] La primera lectura se realiza rápido, para evitar la irradiación del anestésico y la desensibilización de zonas no deseadas.

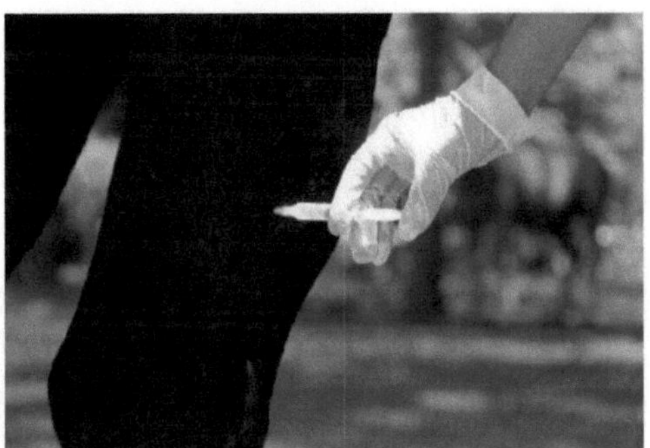

Inoculación del peroneo profundo

ARTICULACIÓN INTERFALÁNGICA DISTAL

Abordaje Dorsal Perpendicular:

Ubicado el miembro problema en apoyo, esta articulación debe abordarse 1 cm por encima del rodete coronario y 1,5 cm medial o lateralmente a la línea media dorsal de la cuartilla. La aguja empleada debe dirigirse en sentido perpendicular a la palma del pie.

Abordaje Dorsal Paralelo:

Ubicado el miembro problema en apoyo, esta articulación debe abordarse 1 cm por encima del rodete coronario en la línea media dorsal de la cuartilla. La aguja empleada se dirige paralela a la palma del pie.

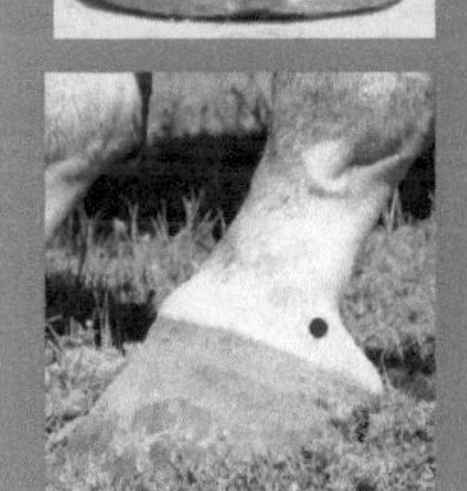

Abordaje Lateral:

Con el miembro elevado, esta articulación se aborda medialmente al extremo proximal del cartílago alar lateral. La aguja empleada se dirige hacia el aspecto medial de la palma.

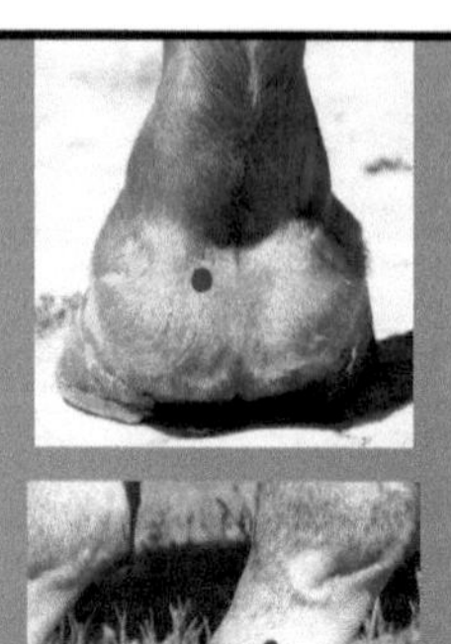

Abordaje Palmar – Medial:

Con el miembro elevado, esta articulación se aborda medialmente al límite palmar del cartílago alar lateral o medial.

ARTICULACIÓN INTERFALÁNGICA PROXIMAL

Abordaje Dorsal Lateral:

Ubicado el miembro en apoyo, esta articulación se aborda en proximidad a la línea medial de la cara dorsodistal de la falange proximal. La aguja empleada se dirige paralela al suelo y palmarmente al tendón del extensor digital común.

Abordaje Palmar:

Con el pie elevado y colocado en flexión, se ingresará a la misma a través de un pequeño surco existente entre la cara distopalmar de la primera falange y la inserción del ligamento colateral lateral, en proximidad al aspecto proximal de la falange media.

ARTICULACIÓN METACARPO SESAMOIDEO FALANGEANA

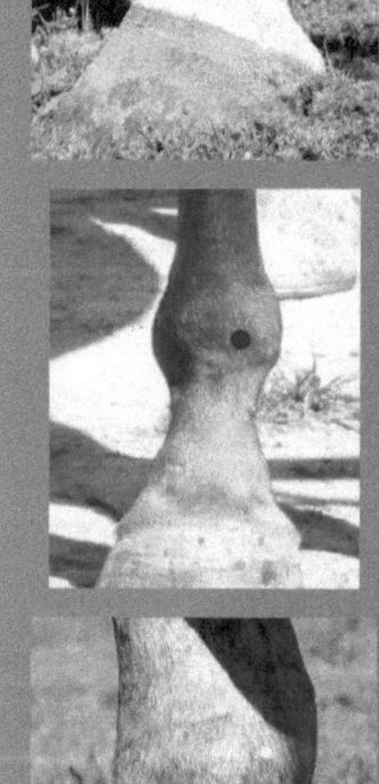

Abordaje Dorsal:

Con el miembro en apoyo, se ingresa por debajo del límite lateral del extensor digital común. La aguja empleada se dirige medial y en paralelo al plano articular.

Abordaje Lateral:

Con el miembro en apoyo, esta articulación se aborda entre la cara palmarodistal del tercer metacarpiano y rama del ligamento suspensor en proximidad al extremo distal del cuarto metacarpiano.

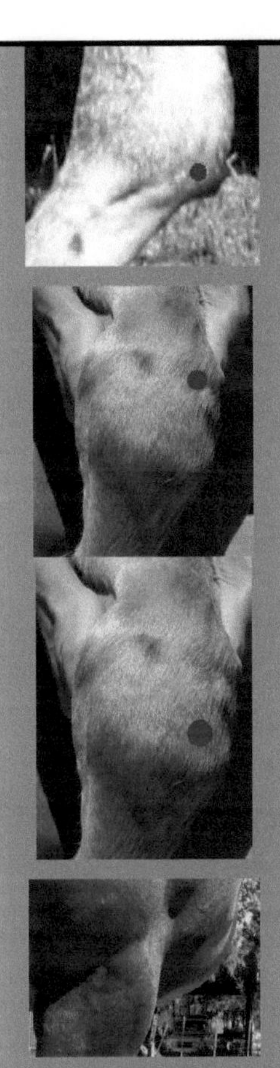

Abordaje Palmar:

Con el miembro en apoyo, esta articulación puede abordarse tomando como referencia: En Proximal: la base del sesamoideo lateral, el ligamento sesamoideo colateral lateral. En Distal: La superficie palmar de la falange proximal. En Dorso-palmar: La arteria digital.

ARTICULACIÓN RADIOCARPIANA

Abordaje Dorsal :

Con el carpo en flexión, éste abordaje se realiza lateralmente al tendón del extensor carpo radial, entre el límite distomedial del radio y el límite proximal del hueso carpo radial.

ARTICULACIÓN INTERCARPIANA

Abordaje Dorsal:

Con el carpo en flexión, éste abordaje se realiza lateralmente al tendón del extensor carpo radial, entre el límite distal del hueso carpo radial y el límite próximo medial del tercer hueso carpiano.

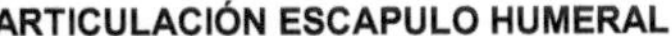

ARTICULACIÓN HUMERORADIAL, HUMEROCUBITAL Y RADIOCUBITAL

Abordaje Lateral:

Con el miembro en apoyo, éste abordaje se realiza entre epicóndilo lateral del húmero y la tuberosidad lateral del radio. La aguja se dirige con dirección craneal al ligamento colateral lateral.

ARTICULACIÓN ESCAPULO HUMERAL

Abordaje Lateral:

Con el miembro en apoyo, se realiza en el surco de la tuberosidad lateral del húmero.

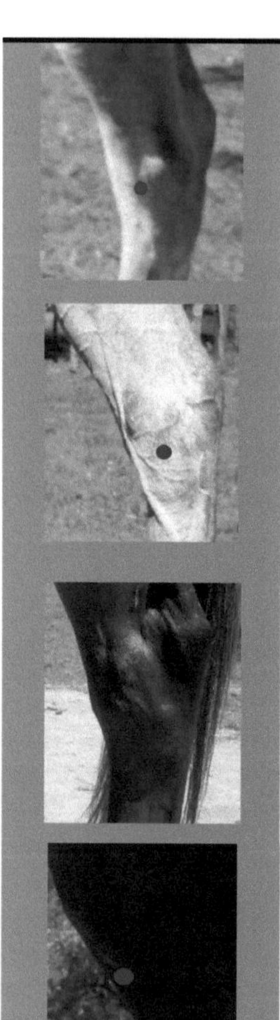

ARTICULACIÓN TIBIO TARSAL

Abordaje Dorso Medial:

Con el miembro en apoyo, ésta articulación se aborda medial y dorsalmente al maléolo medial de la tibia. Lateral o medialmente a la vena safena.

ARTICULACIÓN INTERTARSIANA DISTAL

Abordaje Medial:

Con el miembro en apoyo, esta articulación se aborda en dorsal al tendón cuneano, entre en 1° y 2° tarsiano fusionado y 3° tarsiano.

ARTICULACIÓN TARSOMETATARSIANA

Abordaje Lateral:

Con el miembro en apoyo, esta articulación se aborda entre el 4° tarsiano y 4° metatarsiano.

ARTICULACIÓN FEMOROTIBIORROTULIANA

Abordaje Lateral:

Con el miembro en apoyo, esta articulación se aborda lateral o medialmente al ligamento rotuliano medio.

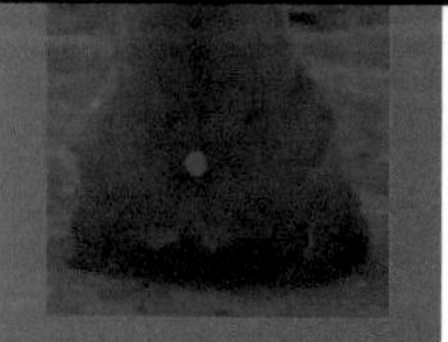

BLOQUEO DE BOLSA PODOTROCLEAR

El abordaje se realiza en palmar, entre los bulbos de los talones, a nivel de la fosa de Chenot. La aguja empleada se introduce paralelamente a la suela del pie hasta que contacta con el hueso, luego se retrae y se inyecta la solución anestésica.

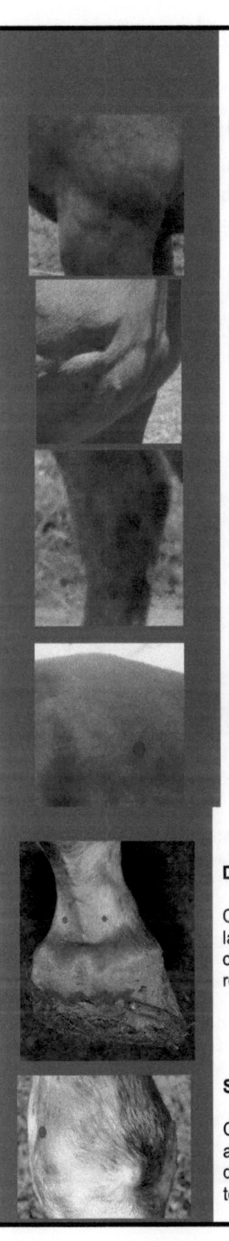

BLOQUEO DE BOLSA OLECRANIANA:

Poco empleado. El abordaje se realiza con el miembro elevado, a nivel del borde caudoproximal del olecranon.

BLOQUEO DE BOLSA BICIPITAL:

El abordaje se realiza con el miembro elevado, a 6cm ventral y 3cm caudal de la tuberosidad lateral del húmero.

BLOQUEO DE BOLSA CUNEANA:

El abordaje se realiza con el miembro elevado, en la cara medial del tarso, entre el ligamento colateral medial y rama medial del tendón tibial craneal.

BLOQUEO DE BOLSA TROCANTÉRICA:

El abordaje se realiza con el miembro elevado, sobre la cara craneal del trocánter mayor del fémur.

PUNTOS DE ABORDAJE PERINEURAL DEL MIEMBRO ANTERIOR

DIGITAL PALMAR:

Con el miembro en elevación, este bloqueo se efectúa en el tercio palmar de la cuartilla, entre la falange proximal y tendones flexores, por encima de los cartílagos alares. Desensibiliza región de talones, tercio palmar del pie y rodete coronario.

SESAMOIDEO ABAXIAL:

Con el miembro elevado, el punto de inoculación se ubica sobre la superficie abaxial de ambos sesamoideos proximales. Este bloqueo abarca las ramas dorsales de nervios palmares a nivel del nudo, permitiendo evaluar la totalidad de la región del pie y gran parte de cuartilla.

BLOQUEO DE CUATRO PUNTOS. PALMAR BAJA:

El bloqueo del nervio palmar y palmar metacarpiano, se efectúa con el miembro elevado o en apoyo, en la región metacarpiana distal, en proximidad a los extremos distales de los metacarpianos rudimentarios, para provocar la desensibilización del nudo. El bloqueo del nervio palmar se realiza por encima del nudo, con dirección craneomedial, mientras que para el metacarpiano palmar el sentido será ventrodorsal.

BLOQUEO DE CUATRO PUNTOS. PALMAR ALTA:

Este bloqueo permitirá desensibilizar la región metacarpiana distal, ligamento suspensor y sus ramas. La inoculación se realiza axial a los metacarpianos rudimentarios en su parte más proximal. Entre el ligamento suspensor y tendon del flexor profundo.

SUBCARPIANO:

Permite desensibilizar el ligamento suspensor del nudo desde su origen. Este bloqueo se realiza con el miembro en apoyo e involucra al nervio palmar y se realiza distalmente al hueso accesorio del carpo desde medial y lateral.

MEDIANO :

Existen varios abordajes, el más empleado es con el miembro en apoyo, a 5cm distal de la articulación del codo en proximidad a la cara posterior del radio. Permite desensibilizar la región del carpo y estructuras distales.

CUBITAL:

Con el miembro en apoyo, podrá abordarse sobre la cara caudal del antebrazo a un palmo de mano por encima del accesorio del carpo. Permite desensibilizar la región del carpo y estructuras distales.

PUNTOS DE ABORDAJE PERINEURAL DEL MIEMBRO POSTERIOR

BLOQUEO DE SEIS PUNTOS. PALMAR BAJA:

Ídem miembro anterior más metatarsianos dorsales lateral y medial. Este bloqueo desensibiliza la región distal dorsal. El abordaje se realiza a mitad de distancia, lateral o medial de los metatarsianos 2 o 4 y tendón del extensor digital largo o lateral.

BLOQUEO DE SEIS PUNTOS. PALMAR ALTA:

Ídem miembro anterior, más metatarsianos dorsales.

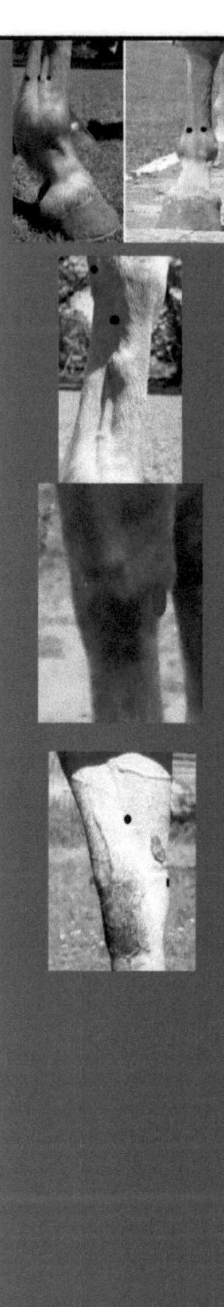

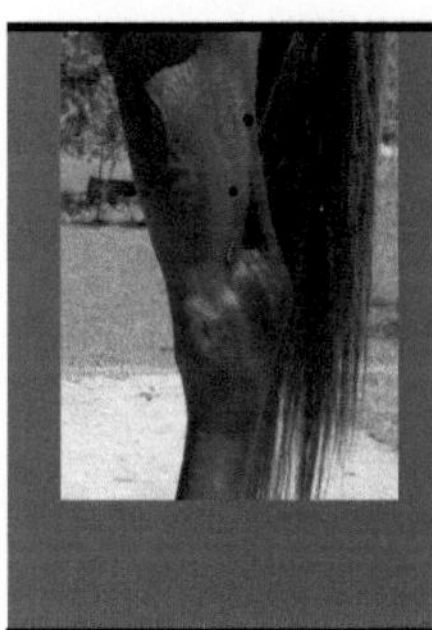

TIBIAL

El abordaje se realiza con el miembro en apoyo, a 10cm proximal al calcáneo, entre tendón de Aquiles y tendón flexor digital profundo. Permite junto al bloqueo del peroneo desensibilizar la región del tarso y estructuras distales.

PERONEO

El abordaje se realiza con el miembro en apoyo de lateral, a 10cm proximal del calcáneo, entre el extensor digital lateral y el extensor digital largo. La inyección es profunda entre los vientres musculares. Luego a medida que se va retirando la aguja se continúa inoculando el anestésico para bloquear en forma subcutánea su rama superficial.

La lectura de un resultado positivo, acontece cuando el animal manifiesta una mejoría del 70 - 80% del trastorno locomotriz, y por consiguiente se investigará mediante metodología complementaria la región que ha sido aislada a partir del bloqueo.

DIAGNÓSTICO ESPECIFICO A PARTIR DEL PROBLEMA

- **Postura Anormal**

  No son patognomónicas solo orientativas.

- **Claudicación**

  1. ***Origen Doloroso***

- **Deformación en alguna región de los miembros:**

  1. ***Por injuria en tendones y ligamentos del equino:***

  Signos Clínicos:

  - *Hinchazón difusa o localizada de consistencia pastosa en el área lesionada:*

  Tendón Flexor Digital Superficial (TFDS): parte media de la caña.

  Tendón Flexor Digital Profundo (TFDP): en vaina proximal.

  Ligamento Frenador Distal: tercio medial de la caña.

  Ligamento Suspensor del Nudo (LSN): en su origen/ cuerpo principal / bifurcación/ ramas.

  Ligamentos sesamoideos distales: generalmente su ruptura provoca desplazamiento proximal del hueso sesamoideo.

  - Calor/ Dolor en el área de la deformación en casos agudos.
  - Fibrosis o hinchazón dura en casos crónicos.
  - Claudicación previa a la deformación en casos agudos.
  - Claudicación sólo en marchas exigentes, en casos crónicos.
  - Elevación de pinza en lesión severa del TFDP
  - Hiperextensión del nudo en lesión severa del TFDS.
  - Dorsiflexión severa del nudo por ruptura del LSN.

Imagenología de la región:

- Ecografía: Permitirá reconocer la estructura dañada (especificar sitio exacto de la lesión) y cuantificar el daño estructural (tamaño y extensión).
- Termografía: Permitirá cuantificar el grado de respuesta inflamatoria.
- Radiografía: Detectar fractura por avulsión en la desmitis de origen del LSN, calcificación del mismo en casos crónicos, o fractura de rudimentarios como causante de lesión del LSN.

2. ***Por injuria muscular en el equino***:

Claudicación de intensidad variable dependiendo del grado lesión.

Sustracción del peso del miembro problema.

Cambios en el tono muscular.

Atrofia muscular en casos crónicos.

Sensibilidad dolorosa a la palpación/ palpación-presión.

Imagenología de la región:

- Ecografía: Permitirá reconocer la estructura dañada (especificar sitio exacto de la lesión) y cuantificar el daño estructural (tamaño y extensión).
- Termografía: Permitirá cuantificar el grado de respuesta inflamatoria.

3. ***Por injuria osteo articular en el equino***:
Signos clínicos

Sinovitis/ Capsulitis del nudo Animales jóvenes o durante el entrenamiento temprano. Dolor y deformación blanda de la región.

Sinovitis Villonodular del nudo. Dolor y deformación dura en cara anterior del nudo y FI. Restricción de la amplitud articular. Marcha rígida, fase de elevación y avance reducida. Apoyo medio parcial.

Fractura en chip de la cara dorsal y proximal de la FI. Dolor y deformación dura en cara anterior del nudo y FI. Restricción de la amplitud articular. Marcha rígida, fase de elevación y avance reducida. Apoyo medio parcial. El animal se resiste al ejercicio.

Fractura longitudinal de FI Dolor y deformación. No apoya el miembro y se mantiene adelantado.

Cambios degenerativos de la cara disto-palmar/ plantar del metacarpo/ metatarso principal. Deformación de la región del nudo. Asociada a hiperextensión de la articulación metacarpo sesamoideo falangeana en el momento de apoyo medio durante las marchas rápidas, situación dónde los sesamoideos proximales impactan su cara plantar dando lugar a microfracturas corticales del hueso subcondral. La marcha en frio, es corta y rígida. La evaluación de movimientos articulares de flexión y extensión provoca dolor y acentúa la claudicación así como la flexión forzada del nudo.

Sesamoiditis. Deformación dolorosa en la región del nudo palmar/plantar. Claudicación de apoyo. Durante la estación el miembro se mantiene adelantado con apoyo suave. Asociada a procesos inflamatorios de carácter crónico de la articulación metacarpo/ metatarso sesamoideo falangeana o del ligamento suspensor, los cuales también presentarán cambios locales.

Fractura sesamoidea. Deformación dolorosa en la región del nudo palmar/plantar. Claudicación de apoyo. Durante la estación el miembro se mantiene adelantado con apoyo suave en pinza.

Fractura condilar del metacarpiano/ metatarsiano principal. Deformación dolorosa en la región del nudo proximal. Claudicación de apoyo. Durante la estación el miembro se mantiene adelantado con apoyo suave.

Sobrecaña. Animales jóvenes o durante el entrenamiento temprano. Dolor y deformación dura de la región central del metacarpiano principal. Andar corto y rígido.

Sinovitis/ capsulitis carpal. Animales jóvenes o durante el entrenamiento temprano. Dolor y deformación blanda de la región.

Osteoartritis del carpo. Deformación de la región, presencia de taras duras). A la marcha, los miembros anteriores presentan un andar rígido. Durante la fase de elevación y avance, se direccionan hacia lateral con poca flexión articular.

Osteoartritis del tarso. Deformación de la región, presencia de taras duras). Mayor desgaste en pinza. A la marcha, los miembros posteriores presentan un andar rígido. Durante la fase de elevación y avance, se direccionan hacia medial, cruzando la línea media. El arco de vuelo es bajo, pudiendo arrastrar pinza. La fase de apoyo en las marchas lentas se realiza desde pinza a talón.

Fractura por stress de la tibia. A la marcha el andar es rígido de uno o ambos miembros posteriores. Dolor a la palpación-presión digital sobre la corteza tibial posterior, con el miembro en elevación.

Radiografía: Se emplea para el diagnóstico y seguimiento de afecciones osteoarticulares.

Artroscopía: Se emplea para el diagnóstico y tratamiento de afecciones articulares.

Laboratorio: Las muestras de líquido sinovial (articulaciones), pueden examinarse en busca de datos que confirmen la presencia de un proceso de tipo infeccioso o inflamatorio.

Densitometría Ósea: En animales jóvenes puede emplearse para cuantificar el contenido mineral óseo a partir del análisis computalizado de imágenes radiográficas.

4. *Por alteraciones del eje o axial de la columna o alteraciones vertebrales:*

Desviaciones del eje axial:
El diagnóstico se basa en la inspección.

Alteraciones vertebrales:
Espondilitis: Generalmente en potrillos/ potrancas por falta de osificación (la osificación ocurre entre los cuatro años y medio a cinco años de edad).
Superposición de apófisis espinosas "Kissing spines".

Signología: Dolor lumbo-sacro, el impulso o propulsión se realiza con ambos miembros posteriores de forma simultánea (el dicho común dice que *"galopan como un conejo"*), como resultado de esfuerzos, distensiones ligamentosas u otras causas inflamatorias.

Radiografía: Se ha incluido dentro del examen compra venta de rutina para detectar "Kissing spines" de manera temprana por las repercusiones en términos de performance deportiva que esta condición genera.

5. ***Por injuria de alguno de los tejidos que componen la región del pie***:

Patologías que asientan en la región:

- Enfermedad del navicular
- Fractura del navicular
- Fractura del proceso extensor de la tercera falange
- Gabarro cartilaginoso
- Infosura
- Fractura de tercera falange
- Osteítis podal de tercera falange
- Artritis del pie
- Escarzas
- Disqueratogenesis
- Contusiones
- Fracturas de uña
- Hormiguero
- Queracele
- Encastilladura
- Accidentes del herrado
- Clavo halladizo
- Flemón y absceso coronario
- Pododermitis exudativa crónica vegetante de la ranilla (crapeaud)
- Dermovilitis exudativa de la ranilla o Intértigo de ranilla
  Diagnóstico:

Examen estático -dinámico y físico del pie.

Claudicaciones de apoyo

Bloqueos diagnósticos para claudicaciones oscuras con asiento en el pie.

Radiografía

Termografía

Venograma: Permite evaluar el estado de perfusión sanguínea del casco, siendo una herramienta útil en la formulación del pronóstico de afecciones podales como la infosura crónica.

2. ***Origen Mecánico***

   - ***Por deformación flexural congénita***

   Signos Clínicos:

   - Flexión congénita del nudo en potros neonatos.
   - Flexión congénita del carpo en potros neonatos.
     - El diagnóstico es a partir de la inspección de la signología descripta.

   - ***Por deformación flexural adquirida***

     - Generalmente acontece por causas dolorosas, las cuales anular el reflejo flexor llevando a una deformación flexural.

   Signos Clínicos:

     - Deformación flexural de la tercer falange.
     - Tensión a la palpación del TDFP.
     - El diagnóstico es a partir de la inspección de la signología descripta.

   - ***Por laxitud ligamentosa***

   Signos Clínicos:

     - Flacidez de tendones flexores del potrillo neonato.
     - Generalmente afecta miembro posterior, pero no es excluyente.
     - El potrillo deambula contactando parte posterior del casco, cuartilla o nudo (en casos graves) con el suelo.

- Potrillo "rock back" es el término empleado para describir la mecánica de la marcha dónde el apoyo acontece en talones o bulbo de los mismos y la pinza se dirige hacia proximal.
- El diagnóstico es a partir de la inspección de la signología descripta.

- ***Por fijación rotuliana***

    Signos Clínicos:

    - Generalmente unilateral. El miembro posterior queda fijo temporalmente en extensión, pudiendo arrastrar pinza en casos severos de fijación.
    - Cuádriceps femoral con tonicidad deficiente.
    - Sobre-extensión rotuliana con ligamento medial enganchado en tróclea medial del fémur.
    - El diagnóstico es a partir de la inspección de la signología descripta.

- ***Por anquilosis articular***
- Ver injuria osteoarticular en el equino –

3. *Origen Neurológico*

- Incapacidad de movimiento con atrofia muscular.
- Historial de trauma.
- Examen neurológico en particular del miembro afectado.

**Bajo rendimiento deportivo y la pérdida de la condición física**

- Examen físico completo: Descartar presencia de afecciones en otros aparatos involucrados en la locomoción (aparato respiratorio, aparato cardiovascular).
- Treadmill: Permite efectuar una evaluación dinámica del animal in situ, además de posibilitar diversas mediciones.

BIBLIOGRAFÍA

Adams, O.R. Enfermedad quirúrgica de los miembros del caballo. Editorial Agropecuaria, Montevideo Uruguay.1974

Broglia, C. Del Amo, A. Manual de Semiología de los animales domésticos. Cap. Semiología del Aparato Locomotor de los Equinos, Cánepa, Paula A. e-book Ed. EDULP, La Plata, Buenos Aires, Argentina 2015

Denoix, J.M. Estudios biomecánicos en el caballo deportivo. Métodos y objetivos. Compendio de Medicina Veterinaria Francesa N°165, p. 107-115. 1989

Floyd, A. E. Mansmann, R. A. Podiatría Equina. Editorial Inter-Médica, Buenos Aires, Argentina. 2009

Funtanillas, H. A. Elementos de podología equina y herrado correctivo. Editorial Hemisferio Sur, Buenos Aires, Argentina. 2008

Goodman, N.L. Clínica Veterinarias de Norteamérica. Práctica Equina. Práctica en las pistas de carrera. Editorial Inter-Médica, Buenos Aires, Argentina. 1995

Hickman, J. M. Humphrey. Manual y técnicas de herraje de Hickman. 2ª Ed. Editorial Harcourt, Madrid, España. 1999

Lightower, C. R. Mercado, M. C. García Liñeiro, J. A. Exploración del aparato locomotor de los equinos. Editorial Agrovet S.A., Buenos Aires, Argentina. 2003.

Olhagaray, N. Semiología clínica de las cojeras y su diagnóstico diferencial. Editorial Hemisferio Sur, Montevideo, Uruguay. 1980

Pires, C. Lightowler, C. Tratado de las enfermedades del pie del caballo: patologías. 2da Edición. Editorial Hemisferio Sur. Buenos Aires. Argentina. 1980

Stashak, T. Practical guide to lameness in horses. Williams & Wilkins, Philadelphia, U.S.A. 1996.

Stashak, T. Adams' lameness in horses.5th Ed. Williams & Wilkins, Philadelphia, U.S.A. 2002

Taylor, F.G.R. Hyllyer, M. H. Técnicas diagnósticas de medicina equina. Editorial Acribia. Zaragosa, España. 1997.

Toucedo, G. A. El arte de herrar. Editorial Hemisferio Sur, Argentina. 1977.

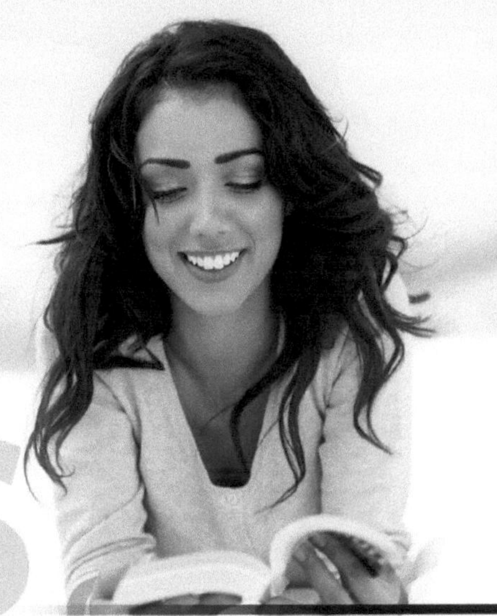

yes
I want morebooks!

Buy your books fast and straightforward online - at one of the world's fastest growing online book stores! Environmentally sound due to Print-on-Demand technologies.

Buy your books online at
www.get-morebooks.com

¡Compre sus libros rápido y directo en internet, en una de las librerías en línea con mayor crecimiento en el mundo! Producción que protege el medio ambiente a través de las tecnologías de impresión bajo demanda.

Compre sus libros online en
www.morebooks.es

SIA OmniScriptum Publishing
Brivibas gatve 1 97
LV-103 9 Riga, Latvia
Telefax: +371 68620455

info@omniscriptum.com
www.omniscriptum.com

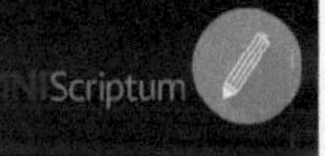

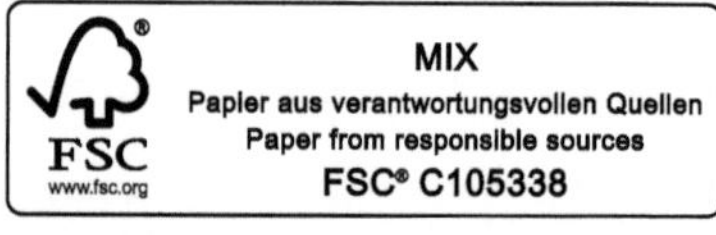

Printed by Books on Demand GmbH, Norderstedt / Germany